HYGIÈNE

DES

ACCIDENTS DES ENFANTS

QUI LEUR
ENSEIGNE LES MOYENS DE PRÉVENIR,
ÉVITER ET ÉCHAPPER AUX DIFFÉRENTS DANGERS
AUXQUELS LEUR VIE EST EXPOSÉE
PENDANT LEUR JEUNESSE,

à l'usage

DES ENFANTS DES DEUX SEXES,

Par J.-B.-N. RAYNAUD,
Ancien instituteur,
Secrétaire de la Mairie d'Althen-des-Paluds (Vaucluse).

PARIS,
LIBRAIRIE CLASSIQUE DE L. HACHETTE ET Cie,
RUE PIERRE-SARRASIN, N° 14,
Près l'École de médecine.

1858.

Avignon, imprimerie de Jacquet, rue St-Marc, 22.

PRÉFACE.

1. L'intérêt que je porte aux enfants, le désir que j'ai de leur être utile, et le regret que j'éprouve toutes les fois que je vois un cercueil qui renferme la dépouille mortelle d'un adolescent, qui naguère ou la veille était peut-être encore brillant de santé, et à qui il n'a manqué pour ne point mourir si jeune qu'un peu plus de prudence ou moins de témérité, ou d'avoir été averti à temps, alors qu'il allait au danger dont il ignorait la gravité, attirant sur lui l'accident même auquel son inexpérience l'a fait succomber, m'ont déterminé à écrire et publier ces instructions d'hygiène, afin que les enfants sachent connaître, pour les éviter les différents dangers qui les entourent, les menacent, les surprennent et en font leurs victimes.

Ainsi, c'est en vue de diminuer chez les enfants le nombre des maladies accidentelles qui les atteignent, et des décès qui les enlèvent prématurément à l'amour de leurs parents, et à la société, à laquelle une plus longue existence aurait pu être utile, que j'ai composé ce petit ouvrage, mis à leur portée, et que je le leur destine.

Enfants quel que soit votre sexe, classe ou condition, suivez les instructions renfermée dans ce livre, qui sont pour vous tous d'un grand intérêt vital, et que par cette considération il vous importe de consulter souvent, et surtout d'en faire votre profit, si vous voulez prendre vos mesures pour ne pas mourir trop jeunes et arriver à une heureuse vieillesse, à laquelle nous devons tous aspirer, afin d'avoir l'avantage de glorifier et servir Dieu plus longtemps.

HYGIÈNE

DES

ACCIDENTS DES ENFANTS.

CHAPITRE Ier.

LES ENFANTS QUI FRÉQUENTENT LES ÉCOLES SONT MOINS EXPOSÉS AUX ACCIDENTS QUE CEUX QUI N'Y VONT PAS.

2. De l'âge de six à douze ans, les enfants des deux sexes doivent aller à l'école pour y apprendre au moins à lire, à écrire et le calcul des nombres ; et si à leur égard leurs parents sont indifférents aux bienfaits que procure l'instruction, les enfants eux-mêmes doivent les solliciter humblement de ne les point priver de ce précieux avantage d'où peut dépendre tout, ou une partie du bien-être de leur avenir. D'ailleurs ceux qui fréquentent les écoles, étant la plus grande partie du jour sous les yeux et la surveillance immédiate et protectrice de leurs maîtres ou maîtresses d'enseignement, la pureté de leurs mœurs est plus en sûreté, et la santé de leur corps moins exposée aux dangers de certaines maladies, et des accidents qui attaquent et frappent plus particulièrement les petits vagabonds qui, n'allant point à l'école, errent dans les rues, sur les places ou dans les campagnes.

Ainsi sous ce rapport, la fréquentation des écoles étant pour les enfants une des premières et principales conditions de l'hygiène qui leur est applicable, les parents doivent leur en faciliter les moyens, et les enfants les mettre docilement en pratique

CHAPITRE II.

HYGIÈNE DU MANGER.

3. En général, l'heure du manger devrait être marquée par la faim. L'usage qui assujettit les adultes et les personnes plus avancées en âge ne convient pas toujours aux adolescents qui dissipent beaucoup, et par conséquent doivent manger un peu plus souvent que les autres, on doit donc leur permettre deux repas de plus : le déjeûner et le goûter, et cela principalement depuis le commencement du printemps jusque vers la fin de l'automne. Il est bon d'observer à ce sujet, aux parents et autres qui ont autorité sur les enfants, qu'ils commettent une erreur plus grande à leur égard en leur retranchant de la nourriture qu'en leur en donnant en trop grande quantité : la nature ayant plusieurs moyens à elle pour se débarrasser du superflu. Et qu'on le remarque bien, un enfant qu'on fait souffrir de la faim a rarement une santé robuste ; il est comme une plante, qui privée de nutrition pendant qu'elle est jeune languit, s'étiole et meurt inutile. Ainsi lorsqu'un enfant commet des fautes, ne l'en punissez point par la privation du manger : le priver d'une partie ou de toute la pitance, à la bonne heure, mais du bon pain jamais ! Il doit en avoir toujours en quantité suffisante pour satisfaire à son appétit et se guérir de la faim. L'habitude gourmande qu'ont beaucoup d'enfants de manger plus de pitance que du pain, leur étant très-pernicieuse, ils

doivent faire en sorte de la perdre ; car tout superflu de pitance peut donner lieu à de grands dérangements dans leur santé ; dont les ravages faits chez-eux par les vers, les vomissements, les diarrhées sont les effets ordinaires.

4. Quand il arrive que des enfants ont demeuré plus longtemps qu'il ne faut sans manger, ils doivent savoir modérer leur appétit et s'abstenir, alors qu'ils ont des vivres en abondance et à leur disposition, d'en manger avec trop d'avidité et de s'en bourrer à l'excès, les avalant seulement à demi mâchés ; parce qu'une indigestion après un long jeûne pourrait être mortelle.

5. Faute d'assez-bien connaître la qualité des aliments, beaucoup d'enfants peu délicats en mangent de très-mauvais qui nuisent à leur santé. Ils mangent indifféremment du pain moisi, qui détermine chez eux de graves accidents ; des viandes cuites, provenant quelquefois d'animaux morts de maladies, et d'autres mets détériorés ou atteints d'un commencement d'altération qui les rend très-malsains. Les parents qui ont le courage de mettre entre les mains de leurs enfants ou autres une nourriture corrompue, sont des gens qui ont un mauvais cœur et qui conspirent contre la santé de ceux auxquels ils les destinent ; et les personnes qui s'en aperçoivent au moment qu'un enfant va les manger, devraient être assez obligeantes et charitables pour l'en avertir et les lui faire rejeter.

6. Que les enfants se gardent toujours bien de se nourrir avec du pain de seigle ou de froment qui serait fait avec de la farine de grains dont une partie serait atteinte de la maladie qu'on appelle *ergot*, parce qu'il cause des maux affreux à ceux qui en font usage, leur faisant tomber les extrémités du corps, sans presque sentir de douleur, par l'effet d'une gangrène sèche.

7. Des enfants ont le goût bizarre et funeste de manger, avec passion, et en quantité du sel, du sucre, de la terre et même des immondices; toutes choses qui ont pour effets de ruiner leur santé et d'abréger leur vie. Et cette passion extraordinaire se fait remarquer surtout chez les petites filles, qui en meurent bientôt si on ne les surveille et les empêche de satisfaire à ce goût détestable. Que donc les enfants qui ont ce goût destructif de leur santé cessent de s'y livrer, s'il ne veulent pas être affligé d'une existence constamment maladive et languissante, et mourir trop jeunes.

8. Les enfants doivent toujours s'abstenir de manger des mets, quels qu'ils soient, qu'on aurait laissé refroidir dans des casseroles, poëlons ou marmites en cuivre, parce qu'ils en seraient empoisonnés par l'oxide ou vert-de-gris dont les mets se chargent par le refroidissement dans les ustensiles de ce métal.

9. Une espèce d'aliment des plus nuisibles à la santé des enfants, et qui en fait mourir toutes les années un grand nombre, ce sont les fruits non-mûrs dont ils sont en général très-avides. Ils mangent sans modération des abricots verts, des prunes, des poires, des pommes à peine sortis de la fleur, et des melons qui sont encore loin d'être en maturité; ils mangent également et à l'état cru, et outre mesure, des fèves, des pois, des artichaux; toutes choses qui donnent lieu chez les enfants à des maladies les plus dangereuses et les plus rebelles, qu'il leur est facile d'éviter, en s'abstenant de manger de ces aliments pernicieux. Les fruits mûrs naturellement, sont au contraire bienfaisants aux enfants qui en mangent avec modération; cependant ils peuvent être malfaisants, s'ils les mangent sans pain le matin à jeûn venant d'être cueillis, et pendant qu'ils sont encore mouillés de la rosée ou du

brouillard. Les plus malsains quand on en fait usage en cet état, sont : la fraise, l'abricot, la prune, la figue et le raisin ; mouillés de la pluie, ils sont moins dangereux.

10. Une mauvaise habitude qu'ont beaucoup d'enfants, est celle d'avaler avec la pulpe les noyaux des cerises ou des prunes qu'ils mangent. Les noyaux de ces fruits étant des corps durs, indigérables, et nullement nutritifs, leur présence dans le corps ne produit d'autre effet que de surcharger inutilement l'estomac, et donner lieu à des indigestions les plus dangereuses. Voici un cas qui se rapporte à ce qui précède, dont j'ai été témoin, et dont les enfants feront bien d'en tenir compte, afin d'en éviter le danger : A Avignon, une jeune fille, âgée d'environ huit ans, est morte en peu de temps dans des souffrances atroces, pour avoir avalé, en l'aspirant fortement, un seul grain de haricot sec et cru qu'elle tenait à la bouche entre ses lèvres. Mais ici, ça a été la manière avec laquelle l'enfant a avalé le haricot qui a déterminé l'accident : Or si on avalait ainsi un seul noyau de cerise en l'aspirant, on en mourrait.

11. Les enfants commettent une dangereuse imprudence lorsqu'ils mangent dans la nuit, sans lumière, et en y mordant dessus, des raisins aux treilles ou que l'on vient d'y cueillir dans l'obscurité ; parce que très-souvent les raisins renferment dans leurs grappes, quand les grains sont rares, et dessus, s'ils sont serrés, de grosses araignées qui dès qu'on les touche, ou touche le raisin, plient leurs membres, se roulent et prennent la forme d'un grain de raisin, dont-elles ont la grosseur et la fermeté, y demeurent attachées et immobiles, et ne les voyant pas, on peut les manger et en mourir empoisonné.

12. Soit de nuit, pendant le jour ou à la lumière, il ne faut pas mordre aveuglément sur le pain qu'on

mange, et principalement quand il est frais cuit, mais il est prudent et utile pour faciliter l'opération du manger, et surtout pour prévenir certains accidents auxquels le plus souvent on ne s'attend pas, de le diviser par bouchées au moyen d'un couteau ou avec les doigts, si l'on est dépourvu de cet instrument; observant en outre, d'inspecter de l'œil chaque morceau en le portant à la bouche, parce qu'on ne peut être assuré que celui ou celle qui la pétri n'aura point laissé tomber dans la pâte une aiguille ou une épingle, ou tout autre corps étranger et dangereux, qu'on pourrait avaler en négligeant cette attention et dont-on mourrait peut-être.

13. En mangeant du potage ou de la soupe, faite avec du bouillon de viandes non désossées, et qu'on n'a point soumis à la passoire, il ne faut pas l'avaler à pleins cuiller et gloutonnement sans mâcher, et comme si on la buvait, quelque molle ou liquide que soit la soupe, afin de s'assurer, en palpant avec les dents, s'il n'y a point d'esquilles ou éclats d'os; une épingle ou une aiguille que la cuisinière ou le cuisinier mal avisé pourrait y avoir laissé tomber par mégarde, et que sans y penser on serait exposé à avaler, ce qui ne manquerait pas de donner lieu à un accident mortel, comme il est arrivé souvent dans ces sortes de cas. Les enfants observeront la même attention lorsqu'ils mangeront des hachis d'herbes ou de viandes.

14. Quand les enfants mangent du poisson ou de la morue dans lequel il y a des arêtes, si en le préparant on n'en a pas fait un triage régulier, il faut mâcher d'abord le poisson seul, et quand par la mastication on s'est assuré qu'on n'a plus d'épines dans la bouche, on met le pain, parce que si l'on mettait premier le pain et ensuite le poisson avec ses arêtes, il serait bien plus difficile de les trier pour les rejeter, et on s'exposerait ainsi à en avaler;

On doit manger de la même manière le poisson épineux avec la salade; mâcher premier le poisson et mettre ensuite la salade.

15. Les enfants ne doivent point manger trop vite et sans mâcher régulièrement le poisson et la morue en sauces avec des herbes; parce que l'herbe cuite et le liquide de la sauce, sont des véhicules qui favorisent la déglutition plus rapide de l'aliment et l'introduction des arêtes dans l'œsophage ou gosier, d'où peut résulter la strangulation. J'ai vu mourir dans des souffrances atroces un jeune garçon, âgé d'environ treize ans, par l'effet d'une arête de morue assaisonnée à la sauce aux herbes, laquelle s'engagea dans son gosier, d'où on ne la put extraire.

16. En mangeant du poisson qui a beaucoup d'arêtes, soit frit, grillé ou en sauce, les enfants doivent s'abstenir de parler, de rire, et s'ils le peuvent, de tousser pendant qu'ils en ont dans la bouche, parce qu'ils seraient très-exposés à en avaler; et quand il arrive qu'on ne peut s'empêcher de rire ou de retenir la toux, on doit rejeter à l'instant ce qu'on a de dangereux dans la bouche plutôt que de s'exposer à être victime d'un accident.

17. Relativement à l'usage de certains aliments dont la température se trouve être toute opposée à celle du corps qui les reçoit, et par cette cause pourrait y occasionner un dérangement subit et quelquefois funeste, il est bon de faire connaître aux enfants, qu'il est dangereux lorsqu'ils viennent d'éprouver une grande fatigue, qu'ils ont chaud et sont en sueur, de prendre leur repas avec de la soupe ou du potage froid, de la salade fraîche, comme aussi de manger une certaine quantité de tranches de melon ou de pastèque qu'on aurait mis à rafraîchir, qu'au contraire étant dans cet état, ils doivent faire réchauffer, afin que leur santé n'en soit point compromise.

18. Toujours après leurs repas, les enfants avant de se livrer à la pétulance de leurs jeux ordinaires, courses, sauts et gambades, doivent se reposer tranquillement un quart-d'heure au moins dans un endroit tempéré, et ensuite ils peuvent prendre de l'exercice et jouir ainsi d'une récréation plus favorable à leur santé.

Il est bon de les prévenir aussi, qu'ils doivent éviter autant que possible de s'exposer à l'impression d'un grand froid alors que l'estomac est récemment chargé d'aliments, parce qu'il y aurait à craindre de la suppression du mouvement de la digestion par le seul effet de cette impression. Mais ce qu'il y a de plus dangereux pour les enfants et pour tout le monde en général, c'est de se mettre dans l'eau immédiattement après qu'on a mangé, parce que ce serait là une imprudence mortelle.

CHAPITRE III.

HYGIÈNE DES DENTS.

19. En mangeant, les enfants doivent éviter de mettre leurs dents en contact avec des aliments trop froids ou trop chauds, et principalement de ne pas boire frais pendant qu'ils mangent ou dès qu'ils ont mangé la soupe ou le potage chaud.

20. Les enfants détériorent aussi leurs dents, en les nettoyant avec des épingles, des aiguilles ou la pointe d'un couteau. Pour débarrasser les dents de débris d'aliments restés dans leurs intervalles, c'est au moyen du cure-dents de plume qu'on doit opérer. Je les préviens en outre qu'ils hâtent le dépérissement de leurs dents, en les soumettant à des efforts absolument inutiles, en cassant avec, des

noix, des amandes, des noyaux d'abricots, de pêches, d'olives, etc., et aussi en y attachant des fils avec lesquels ils les ébranlent et se les cassent quelquefois tout en s'amusant. Une habitude de propreté que les enfants devraient tous pratiquer, en ce qu'elle contribue beaucoup à conserver les dents saines, c'est de les laver tous les matins à jeûn, avec de l'eau fraiche en été, et tiède en hiver,

CHAPITRE IV.

HYGIÈNE DU BOIRE.

21. La bonne eau est sans contredit la meilleure de toutes les boissons, et celle dont-on peut le moins se passer; et quand il ne s'agit que d'appaiser la soif, c'est elle qui remplit le mieux ce but. Elle convient surtout aux enfants, pourvu qu'ils n'en boivent pas trop, parce que bue sans modération, elle donne lieu au relâchement. D'après le conseil d'un médecin célèbre, c'est une excellente pratique que de prendre tous les matins, au sortir du lit et à jeûn, un verre d'eau froide dans quelque temps de l'année que ce soit. Bue ainsi, le médecin Perault, considère l'eau comme vermifuge pour les enfants.

22. Comme les enfants sont en général peu délicats et soucieux sur le choix de l'eau quand ils sont pressés par la soif, il est utile de leur faire connaître succinctement ce que l'on entend par bonne eau ou eau potable, et voici comment ils doivent distinguer les bonnes d'avec les mauvaises ou insalubres.

23. La meilleure eau est celle qui est pure, limpide ou claire, sans odeur ni saveur, qui dissout et fait bien mousser le savon. L'eau de fontaine, de source, de la pluie, et celle de rivière qui est con-

tinuellement battue par son mouvement, qui est échauffée et purifiée par le soleil et l'air sont les meilleures.

24. Les plus mauvaises eaux, parce qu'elles sont les plus malsaines, sont celles des mares, d'étangs. des marais et des puits auprès desquels on entasse du fumier, ainsi que les eaux de neige et de glace : Les enfants doivent toujours s'interdire l'usage de toute eau croupissante.

25. Les enfants bien portants, qui veulent conserver leur santé, doivent s'abstenir de l'usage des boissons fermentées: vin, bierre et cidre, mais surtout des liqueurs alcooliques, comme les eaux-de-vie et autres de cette espèce qui sont si pernicieuses aux hommes et de vrais poisons pour les enfants; lesquelles en s'y habituant jeunes peuvent les jeter plus tard dans les détestables habitudes d'ivrognerie, qui lorsqu'elles ne font pas mourir avant le temps ceux qui s'y livrent les rendent méprisables et malheureux le reste de leur vie. Mais ce que je recommande plus expressément aux enfants pour prévenir chez eux des cas d'empoisonnement, c'est de ne jamais boire du vin ou autres liqueurs fermentées ou acides et même du lait qui aurait séjourné seulement quelques heures dans des vaisseaux en cuivre non-étamés.

26. Il ne faut pas croire que l'usage constant, mais sans excès, de l'eau pure pour boisson, affaiblisse la constitution des enfants et même de l'homme, car ce serait là une idée bien fausse, dont l'erreur est prouvée par l'expérience : témoin ce fameux hercule, le sieur Fabi, du lieu d'Entraigues (Vaucluse), qu'on a pu voir cent fois porter sur ses épaules un poids énorme de 1500 kilogrammes, est un buveur d'eau.

27. Mais une des plus importantes propriétés de l'eau, et qui élève son mérite au-dessus des boissons

fermentées dont on use, est celle de donner plus de force aux facultés de l'intelligence, que le vin et les spiritueux affaiblissent et font évanouir. Nous en avons des exemples dans Démosthène, Loke, M. de Haller et tant d'autres savants de premier ordre qu'il serait trop long de citer ici, lesquels n'ont jamais bu que de l'eau. Ainsi les enfants qui en feront un usage habituel comprendront plus facilement ce qu'on leur enseigne; ils auront plus de mémoire pour apprendre à réciter ce que l'écolier doit savoir par cœur, et avec moins de peines, ils feront plus de progrès. Cependant dans les contrées basses, les pays marécageux où les eaux sont ordinairement de qualité inférieure, les enfants peuvent y mêler un peu de bon vin pour corriger ce que l'eau pure peut avoir de mauvais.

28. Les enfants doivent toujours se rappeler, et n'oublier jamais, qu'il est très-dangereux de boire de l'eau froide pendant qu'ils ont chaud et qu'ils sont en sueur, et se reposer ensuite en lieu frais, parce qu'un seul verre d'eau froide, bu pendant que la chaleur du corps est à une haute température, peut produire l'effet d'un poison mortel sur celui qui commet une telle imprudence; le lait froid, peut également occasionner des accidents de cette nature. Pour que ce soit sans danger, il faut quand on vient de boire froid et qu'on est en sueur, continuer la fatigue, travailler, marcher, courir ou sauter, afin que le corps ne soit pas saisi par le refroidissement : Un seul exemple entre mille : En 1546, le jeune Dauphin, fils de François Ier, mourut subitement pour avoir bu un seul verre d'eau fraîche, étant en sueur, et se reposant ensuite de la fatigue d'une partie de jeu de paume à laquelle il s'était livré avec ardeur.

29. Pendant l'été, un grand nombre de personnes que les enfants ne doivent point imiter, parce

que leur exemple pourrait leur être funeste se délectent en buvant à la glace, ce qui en expose beaucoup à de graves maladies auxquelles plusieurs succombent quoique doués d'une constitution robuste et vigoureuse, par la cause que dans cette saison, il est rare que le corps se trouve convenablement disposé à recevoir sans danger l'impression que lui occasionnent les breuvages très-froids, dont on doit s'abstenir même quand on vient de chanter ou de parler quelque temps avec véhémence. Dans la saison chaude, l'usage de la glace, sauf le besoin pour médicaments, ne convient nullement aux personnes dont le sang est agité par des travaux ou des exercices pénibles, ni à celles qui viennent de se livrer à certains jeux, tels que de la paume, de la danse, à barres ou aux boules, mais seulement à celles qui savent s'y préparer d'avance par un état de calme et de repos indispensable pour en conjurer le danger.

50. Les funestes accidents qui frappent les enfants qui boivent trop frais pendant qu'ils sont suants étant nombreux, et ayant lieu le plus souvent à l'insçu de leurs parents et quelquefois chez ceux qui fréquentent les écoles ou travaillent dans des ateliers, j'ai cru, dans l'intérêt de la santé des enfants, devoir donner aux personnes sous la direction desquelles ils se trouvent en l'absence de leurs parents, l'avis suivant:

51. Les instituteurs, institutrices, les manufacturiers et généralement tous ceux qui ont à surveiller des enfants, doivent avoir l'obligatoire attention, à ce qu'après l'heure de la récréation de leurs élèves ou jeunes ouvriers et ouvrières, qui en été rentrent enclasse ou dans l'atelier tout suants, ne boivent pas, quand ils vont rentrer, ainsi que le plus grand nombre a l'habitude de le faire, si on ne l'en empêche, de l'eau froide au puits, à la pompe ou à la

fontaine. Dans cet état d'agitation et dans ce moment où la santé des enfants peut si gravement se compromettre, on doit donc sévèrement leur interdire l'usage de l'eau froide, et ne leur permettre d'en boire que quand l'on estime qu'ils sont suffisamment reposés de l'agitation qu'ils ont prise dans leurs jeux; et ce repos, il faut avoir le soin de le leur faire prendre sans les exposer à des courants d'air dangereux, c'est-à-dire que les fenêtres de la classe ou des appartements de l'atelier, qui ont dû demeurer ouvertes pendant leur absence, pour en renouveler l'air, soient fermées une demi-heure au moins après leur rentrée. C'est ce que j'ai toujours soigneusement pratiqué à l'égard des enfants qui m'étaient confiés pendant que j'exerçais les fonctions d'instituteur; aussi n'ai-je jamais eu chez moi d'écoliers malades par cette cause. Combien d'élèves, de jeunes gens des deux sexes malheureusement confiés à des maîtres insouciants ou inexpérimentés deviennent malades et meurent pour avoir été mal surveillés en cela, et que mal à propos on attribue à des efforts d'études? Dans le cas où par oubli ou autres causes, les maîtres ou patrons négligeraient cette attention essentiellement hygiénique, les enfants, amis de leur santé, et qui ne veulent pas être enlevés par des morts prématurées, doivent eux-mêmes y suppléer, en se conduisant relativement au boire, et au repos immédiatement après des exercices violents, selon ce qui précède.

52. Lorsque la chaleur du corps des enfants est excessive, et qu'ils ont soif, s'ils n'ont que de l'eau froide pour se désaltérer, il faut avant d'en boire qu'ils l'exposent un moment au soleil ou à un air chaud, s'il se peut, et s'ils n'ont point de vase ou de bouteille pour la préparer ainsi, ils ne doivent l'avaler qu'à petite gorgée et lentement; ainsi tempérée par la chaleur de la bouche, qu'elle rafraîchit

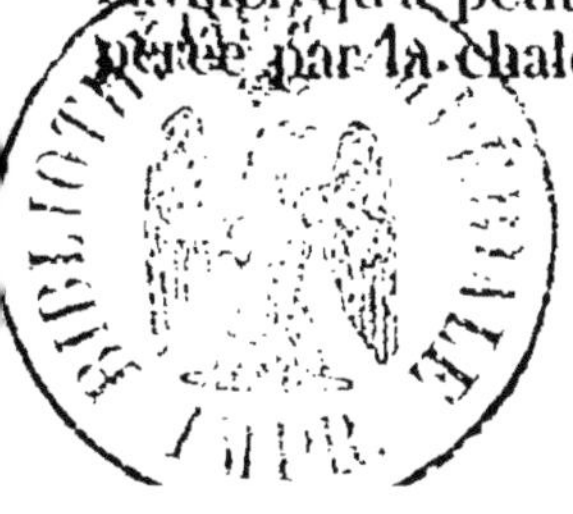

et désaltère, en y séjournant un peu, elle est moins nuisible à la santé.

33. Quand il arrive à la campagne que les enfants ont besoin de se désaltérer à l'eau des ruisseaux, ils doivent prendre garde à ne point avaler en buvant quelque petite sangsue, serpent ou autre vermine aquatique qui abondent dans certaines eaux, et principalement dans celle des ruisseaux qui s'alimentent dans des marécages. Pour cela, si les enfants n'ont ni verre ni tasse pour prendre l'eau, et voir si elle ne contient rien d'impur ou de dangereux, il faut qu'ils l'aspirent avec la bouche, en serrant les dents très-étroitement, ce qui produit à peu près l'effet d'un filtre. On doit avaler de la même manière l'eau que le soir on a mis dans un verre, pot ou carafe pour se désaltérer pendant la nuit, si on la boit sans lumière, parce que c'est ordinairement dans la nuit, et alors que le temps va passer du sec à l'humide, que la vénéneuse arraignée divague et tombe quelquefois dans les vases découvert qui contiennent l'eau, et on pourrait l'avaler avec le liquide en le buvant à longs traits, ce qui serait dangereux.

34. Les écoliers feraient bien de cesser l'habitude peu hygiènique qu'ils ont d'enlever avec leur langue, les taches d'encre qu'ils font sur le papier, parce que dans les différents ingrédients qui entrent dans la composition de l'encre, il en est qui sont vénéneux. Pendant que j'étais jeune écolier, je me rappelle, que deux de mes collègues gourmands et peu délicats furent gravement malades pour avoir bu l'encre d'un encrier dans laquelle on avait fait dissoudre du sucre candi pour la rendre luisante. L'encre rouge faite avec du cinabre; la verte qui a pour base le vert-de-gris, et la jaune, le jaune de chrôme sont encore plus dangereuses, et les enfants doivent bien se garder d'en mettre à la bouche.

CHAPITRE V.

HYGIÈNE DU DORMIR.

35. Il n'est pas possible de vivre ni de se bien porter longtemps sans dormir, et l'absence du sommeil chez les enfants est un signe certain de maladie.

36. Les enfants ne doivent point dormir trop longtemps, parce que les longs sommeils rendent le corps et l'esprit pesants, peu propre au travail, donnent lieu à des hémorragies et disposent à la léthargie ; comme le trop peu dormir affaiblit les nerfs et atténue les effets de la nutrition ; mais le sommeil modéré et tranquille est le plus salutaire aux enfants, en ce qu'il leur rend le corps et l'esprit légers. Il est modéré et suffisant pour les enfants, en dormant huit heures sur vingt-quatre.

37. La position la plus hygiénique pour le dormir, est de se tenir couché sur le côté droit, à moins que quelque indisposition particulière ne vous force à reposer sur le côté gauche du corps.

38. Étant couché, ayez la tête un peu élevée et le corps fléchi, et observez en outre de n'avoir rien de serré sur votre corps : cravate, collet de la chemise, corset, caleçon, ceinture et jarretières.

39. Si le soir on a fait un grand souper, qu'on ait mangé plus que d'ordinaire, la position qui facilite le mieux la digestion, est celle de se tenir couché sur le dos, ayant l'estomac couvert et tenu chaudement ; mais comme en général les grands soupers sont ennemis du sommeil, tout le monde doit les éviter.

40. Les enfants ne doivent point trop rechercher à reposer sur des lits doux et moëlleux, parce qu'ils les rendent paresseux et s'opposent chez eux, au développement d'une santé robuste en les éner-

vant. La laine, la plume et l'édredon ne conviennent qu'à des vieillards ou à des malades; et il n'y a pas de lits durs pour ceux qui s'endorment en se couchant; et presque tous les enfants bien portants sont de ce nombre.

41. Que les enfants évitent autant que possible de coucher et dormir dans des lits humides, qui sont dans cet état non de ce qu'on les aurait mouillés exprès, mais bien parce qu'on n'en a pas fait usage depuis longtemps, et qu'avant d'y coucher on a négligé d'en exposer les matelas et les couvertures à l'ardeur du soleil et au grand air. Car les lits qui ne sont pas parfaitement secs sont très-nuisibles à la santé : ils déterminent des rhumatismes ainsi que d'autres maladies, et mieux vaudrait dormir sur une chaise ou coucher sur une table que dans un lit humide.

42. Après avoir prié Dieu, et comme ils vont se coucher, les enfants doivent prendre l'habitude, si toutefois ils ne l'ont pas, de ne se point mettre au lit avec le linge qu'ils ont porté durant le jour et dans lequel ils ont sué en jouant, marchant ou travaillant; comme aussi ils doivent quitter le matin, en se levant, la chemise dans laquelle ils ont dormi, observant de l'exposer au grand air, pour qu'elle soit sans odeur et bien sèche quand ils la remettront sur eux le soir en se couchant.

43. En se deshabillant le soir pour se coucher et dormir, les enfants doivent avoir le soin de placer toujours auprès d'eux, et en ordre, les vêtements qu'ils quittent, pour qu'en cas d'alerte, d'un incendie dans la maison peut-être, ou de tout autre évènement imprévu, ils puissent les avoir à l'instant sous la main pour s'habiller sans le secours de la lumière; et il arrive souvent que cette disposition n'est pas sans importance sous le rapport de l'hygiène.

44. Soit les jeunes garçons, mais principalement les filles ne doivent point garder dans leur bouche ou serrés entre leurs dents en se couchant des épingles, des aiguilles, pièces de monnaies ou autres objets durs ou anguleux, et que la salive ne peut fondre ou dissoudre, parce qu'au commencement du sommeil, ils seraient exposés à l'avaler, ainsi que cela est arrivé plusieurs fois, et il pourrait en résulter de graves accidents.

45. Que les enfants évitent autant qu'ils le peuvent de coucher entassés, c'est-à-dire en grand nombre dans de trop petits appartements, et manquant d'issue pour laisser échapper l'air corrompu qui se dégage sans cesse pendant le sommeil des individus qui y dorment, et des vases de nuit malproprement tenus, ainsi que des chaussures dans lesquelles les pieds ont sué pendant le jour, que par mesure d'hygiène, et pour n'être point incommodé de l'odeur puante qu'elles exhalent, on doit mettre en dehors des appartements le soir en les quittant.

46. Les conditions hygiéniques, sous le rapport de la capacité des chambres dans lesquelles on couche, sont : que leurs dimensions puissent procurer quatorze mètres cubes d'air pour chaque personne, mais surtout que les enfants soit de nuit ou de jour, se gardent toujours bien de s'enfermer dans des appartements qui n'ont point de cheminée, ouverte, et dans lequel il y aurait du charbon allumé, parce que seraient-ils dix ensemble qu'ils y mourraient tous asphyxiés en peu d'heures.

47. Il est dangereux pour les enfants de se livrer au sommeil soit le jour ou la nuit renfermés dans des magnaneries lorsque les vers-à-soie qu'on y élève ont acquis leur plus gros volume, et que leur litière négligée est en putréfaction, ainsi que dans les étuves où la température est ordinairement

très-élevée, non plus que dans les fenils où l'on vient de renfermer de la luzerne ou du foin nouveau en quantité, parce qu'ils pourraient y être pris de grands maux de tête, d'étourdissements très-dangereux et même frappés d'asphyxiation.

48. Les enfants doivent éviter également de dormir renfermés dans des appartements où il y a des raisins foulés en fermentation dans des cuves ; du cidre, de la bierre en effervescence, ainsi que dans ceux où il y a des fruits odorants et en quantité, tels que le coing et certaines espèces de pommes ou de poires. Mais j'observe aux jeunes filles, qu'elles s'exposent à s'endormir pour ne plus se réveiller, si pendant leur sommeil elles ont dans leurs chambres renfermées avec elles une certaine quantité de fleurs de jardins, telles que la violette, la rose, le lis, la fleur d'oranger et autres très-odorantes. Les fleurs artificielles ne présentent aucun danger pour personne.

49. Beaucoup d'enfants, et principalement les peureux, ont l'habitude étant couchés et dès que la lumière est éteinte, de se couvrir la tête avec le drap et les couvertures, comme si ces étoffes avaient le pouvoir de les garantir contre une attaque nocturne quelconque. Heureusement que le danger qu'ils craignent quand la porte et les fenêtres de leurs chambres sont solidement fermées n'est que chimère, ce qui n'empêche pas qu'ainsi enveloppés et cachés dans leur lit ils y étouffent, et ont à respirer un air très-impur et malsain.

50. Le matin en sortant du lit, les enfants ne doivent pas uriner sans auparavant avoir fait quelques pas dans leur chambre, non sans chaussures, afin que la lie de l'urine puisse se mêler par le mouvement à la partie clarifiée par le repos, et sortir ensemble et ainsi empêcher la formation de la pierre ou gravelle.

51. Aux champs, les enfants doivent éviter de se coucher et dormir sur la terre humide, et sur l'herbe épaisse qui, quoique paraissant sèche renferme toujours en elle une moiteur malfaisante dont le corps s'imprègne à son détriment, ni a des endroits où le corps, et principalement la tête se trouveraient exposés à l'ardeur du soleil, d'où pourrait résulter l'asphyxiation complète. Mais aussi que les enfants ne s'endorment jamais sur les gardes-fous ou parapets des ponts , des quais, terrasses et autres élevés , d'où l'on en a vu se tuer en tombant endormis; sur les voies ferrées , ni sur les bords des chemins où passent des voitures, non plus que dans les lits de torrents à sec , parce qu'ils y seraient très-exposés. Voyez l'article 85.

52. Dans les campagnes où des cultivateurs laissent divaguer les porcs qu'ils élèvent, il est quelquefois dangereux que les enfants s'endorment seuls dehors auprès des habitations pendant que ces animaux voraces sont en pleine liberté. J'ai vu un garçon âgé d'environ huit ans à qui un porc avait dévoré la figure pendant son sommeil, et une petite fille à laquelle un autre porc avait avec ses dents coupé la main droite.

Mais les adolescents ne sont pas les plus exposés à ce danger , ce sont ceux qu'on laisse endormis dans le berceau ou assis et attachés sur des chaises, dont toutes les années , dans les campagnes , ces animaux en mutilent , et dévorent même entièrement un grand nombre qu'on a mal surveillé.

53. Les enfants doivent éviter également de s'endormir le soir dehors et à découvert après le coucher du soleil, parce que le serein ou l'air humide et frais de la nuit supprime la transpiration , et cause un refroidissement très-sensible, qu'ils éprouvent à leur réveil et qui leur fait mal.

54. Dans les lieux marécageux et partout , c'est

avoir une mauvaise habitude que de dormir la nuit dans un appartement avec les fenêtres ouvertes, qui donnant entrée au mauvais air, produit sur la santé un effet presque aussi dangereux que si l'on dormait dans la rue.

55. En se reposant aux champs pendant l'été, les enfants, s'ils sont seuls ou que personne ne veille auprès d'eux, ne doivent point s'y endormir avec sécurité, parce qu'ils y sont exposés à être attaqués et piqués par des serpents, dont la présence dans l'herbe ou autres ne se révèle que difficilement, et que par cette raison ils ne soupçonneraient pas d'avoir aussi près d'eux. En hiver ce reptile est moins dangereux; pendant la saison froide, il est dans un état de torpeur qui le rend à peu près inoffensif. Dans l'été seulement le serpent divague, et les endroits où l'on risque le plus de le rencontrer sont, dans les gazons touffus, les prairies où habite aussi la vipère; les bois, les terrains arides, les tas de pierres et de cailloux. Dans une localité près de Manosque, il y a peu d'années, deux jeunes filles, les deux sœurs, qui travaillaient à la moisson dans un champ voisin de la grande route, s'endormirent toutes deux, à l'heure du repos, contre un tas de pierrailles destiné à l'entretien de la route, d'où sortit pendant leur sommeil un serpent, qui de son dard piqua au cou la plus jeune, laquelle mourut en peu de jours du venin de cette piqûre.

56. Il est également dangereux pour les enfants de se reposer et dormir aux champs non seulement en été, mais aussi dans le printemps et en automne, les jours que le soleil luit clairement dans les endroits abrités des terrains arides et situés à l'exposition du sud; parce que c'est ordinairement dans ces sortes d'endroits, que la redoutable couleuvre, dont la morsure est si vénimeuse, a percé ses galeries et qu'elle habite, d'où elle sort quand il fait

beau pour nuire à tout ce qu'elle peut atteindre. La couleuvre a cela de plus dangereux que le serpent, qu'elle court très-vite et peut grimper avec une grande agilité jusqu'à la tête d'une personne qui se tient debout et même à la cime des grands arbres.

CHAPITRE VI.

HYGIÈNE DE L'HABILLEMENT DES ENFANTS.

57. Les mouvements perpétuels dans lesquels vivent les enfants, les empêchent le plus souvent de s'apercevoir de la transition d'une saison à l'autre, et quelquefois du matin au soir, du changement de température les plus opposées dont ils s'exposent à subir les dangereux effets ; de là, les rhumes, les fluxions et d'autres maladies qui les atteignent et prennent quelquefois chez eux le caractère d'une épidémie. Pour prévenir ces maux, les enfants doivent prendre à bonne heure des habits d'hiver et ne les quitter que très-tard ; ils doivent donc s'ils sont amis de leur santé, ne point négliger de se vêtir plus ou moins chaudement selon que les différentes variations atmosphériques l'indiquent naturellement et l'exigent.

58. Les habits des enfants, quel qu'en soit le sexe, doivent toujours être amples et propres, sans s'attacher trop à leur beauté ; car mieux vaut un vêtement d'étoffe commune, mais propre, qu'un habit sale et crasseux fait d'une riche étoffe. Il en doit être de même relativement au linge.

59. Les couleurs noires, brunes ou bleu foncé, absorbant davantage le calorique de la lumière du soleil que les couleurs blanches, jaunes ou pâles,

doivent être généralement adoptées pour les habillements d'hiver ; tandis que la couleur blanche la réfléchissant, au lieu d'en être pénétrée, doit être plus particulièrement en usage pour les habillements et même les coiffures d'été, afin d'avoir moins à souffrir de la chaleur du soleil.

60. Pour ne point gêner la circulation du sang, les enfants doivent observer, en s'habillant, de ne point trop serrer autour de leur corps aucune partie de leurs vêtements, cravates, collet de chemise, ceinture et jarretières. De ces dernières, les enfants peuvent facilement se passer pour soutenir leurs bas sans étreindre leurs jambes, il suffit pour cela de cordons partants des bas et attachés à la ceinture. Les jeunes filles devraient exclure à jamais de leur façon de s'habiller, la mode funeste et meurtrière, de se serrer si étroitement la taille dans leurs corsets, comme elles ont presque toutes la mauvaise habitude de le faire, ce qui en les difformant, nuit infiniment à leur santé et en fait mourir plusieurs avant d'avoir atteint l'âge nubile.

61. A l'occasion des cérémonies religieuses, qui ont lieu en hiver pendant la saison froide, et qu'il faut que des jeunes filles y assistent vêtues en blanc: comme ce vêtement d'honneur est ordinairement très-léger, ce qui n'empêche pas celles qui le portent d'avoir chaud et d'être en sueur dans l'intérieur des églises par l'effet de l'affluence des fidèles qui s'y trouvent, il est nécessaire alors, pour éviter le refroidissement qu'elles pourraient éprouver en sortant pour aller chez-elles ou ailleurs, qu'elles aient ces jours là, sur la peau, un gilet et même des caleçons en flanelle, dont la laine fine absorbe si bien la sueur du corps à mesure qu'elle se produit ; et qu'en outre, si l'air extérieur est excessivement froid, il importe qu'elles ayent le soin de se couvrir d'un supplément de vêtement schal ou manteau;

mais que les choristes n'oublient pas de se bien couvrir la tête et la gorge, si elles veulent éviter les enrouements. Les filles qui manquent de ces choses, pour se préserver, doivent à la fin des cérémonies se hâter de gagner leurs habitations au plus vite, et ne pas stationner dans la rue, si elles ne veulent point s'exposer à de graves maladies et à la mort même.

62. La propreté du corps, celle du linge et des habits étant une des principales conditions pour se conserver en santé, j'invite les enfants à la pratiquer en toutes choses; qu'ils se lavent le visage et les mains chaque matin, et ces dernières chaque fois qu'ils vont manger, et qu'ils prennent fréquemment des bains pendant l'été; en observant pour l'immersion du corps, les règles d'hygiène prescrites; changeant souvent de linges et d'habits au besoin et ils s'en trouveront bien.

63. Il est bon que les enfants se pénètrent bien de cette vérité, afin qu'ils la mettent en pratique : que la propreté éloigne d'eux la vermine, certaines maladies de la peau et la contagion même; comme la malpropreté est une des causes qui détermine chez les enfants des fièvres putrides, malignes et des maladies éruptives.

64. La propreté et la salubrité exigent encore, que le linge et les vêtements salis que l'on quitte, si on ne les lave et blanchit immédiatement, ne soient point déposés et laissés négligemment en tas, mais suspendus et étalés dans des appartements bien aérés; parce que le linge et les habillements qu'on a porté un certain temps sur soi, étant entassés, fermentent bientôt, et contractent une odeur désagréable, qui ne se dissipe qu'au moyen de bonnes lessives et de lavages énergiques.

65. Quand les enfants reprennent pour s'habiller des chemises, pantalons, blouses, robes ou jupons

qu'ils ont quittés et laissés pendant quelques jours suspendus le long du mur de leurs chambres ou autres, ils ne doivent point s'en revêtir sans auparavant les avoir inspectés dans l'intérieur, et les différents plis de l'étoffe, pour voir s'il ne s'y est point logé quelqu'une de ces araignées de la grosse espèce, qu'en négligeant cette attention, ils pourraient avoir sur eux et en être mordus ou piqués.

66. Les enfants doivent toujours éviter de se revêtir d'habits et coiffures qui auraient servis à d'autres enfants malades ou morts de maladies transmissibles, parce qu'ils pourraient leur communiquer la contagion: Ils ont moins à craindre du linge après qu'on l'a blanchi au moyen de bonnes lessives et lavé en eau courante.

67. Lorsque les enfants se trouvent dehors ou à la campagne surpris par la pluie et qu'ils ont leurs habits mouillés, ils doivent dès qu'ils sont arrivés chez-eux s'empresser de les quitter pour en prendre de secs; et si pendant la pluie, ils rencontrent un abri, mais qui manque de vêtements pour changer, il ne faut pas qu'ils s'y arrêtent, encore qu'il pleuve même plus fort, et continuer la marche pour arriver à un lieu où ils seront sûrs d'en avoir; parce que avec la mouillure que leur corps a essuyé, étant en repos, ils seraient bientôt saisis par le refroidissement, qui pourrait leur occasionner de graves maladies, et peut-être la mort en peu de temps,

CHAPITRE VII.

HYGIÈNE DE LA CHAUSSURE,

68. Les enfants ne doivent point mettre leurs pieds à la torture, en les renfermant dans des sou-

liers trop courts et étroits, par la ridicule fantaisie qu'ils ont, de vouloir prouver que leurs pieds sont petits : c'est une erreur bien grande que celle-là, dont l'effet est d'estropier beaucoup de ceux qui la commettent, et dont on reconnaît la faute plus tard, alors qu'il n'en est plus temps. Un grand nombre de personnes ont des durillons ou cors aux pieds qui leur font souffrir de vives douleurs dès qu'elles se mettent en marche ; les font boîter comme si elles étaient estropiées; et cette infirmité si incommode, qui est presque incurable, n'a pour cause que d'avoir fait usage de trop petites chaussures pendant qu'on est jeune. Ainsi pour n'avoir pas à souffrir le reste de leur vie de cette douloureuse incommodité, les enfants ne doivent porter que des souliers dont les dimensions soient convenablement proportionnées au volume des pieds qu'ils ont à renfermer.

69. Indépendamment des dimensions convenables à donner aux chaussures des enfants, elles doivent en même temps avoir pour effet, de tenir les pieds secs et chauds en toutes saisons, parce que l'humidité, le froid aux pieds détermine chez eux différentes maladies. Mais que les enfants sains et bien portants ne mettent jamais à leurs pieds des chaussures qu'auraient portées d'autres enfants atteints de maladies contagieuses, parce qu'ils pourraient en être infectés.

70. L'habitude qu'ont certains enfants de marcher nu-pieds, quoique munis de chaussures qu'ils se plaisent à quitter, est très-mauvaise, en ce qu'elle les expose en hiver à attraper de mauvais rhumes, des colliques, et toujours à s'implanter dans les pieds des morceaux de verre anguleux, des clous et des épines de buissons, qui sont si communs à la campagne, et dont la blessure est très-difficile à guérir. Il est arrivé que par suite de blessures faites aux pieds par une épine ou un clou il a fallu cou-

per les membres. Une jeune fille est morte de ce qu'elle avait mis son pied-nu sur un clou rouillé qui pénétra dans les chairs.

71. S'il est dangereux pour les enfants de marcher sans chaussures, il ne l'est pas moins d'aller nu-tête par un temps excessivement froid, ce qui peut occasionner la mort ou la perte de la vue; comme de s'exposer et demeurer découvert à l'ardeur du soleil, ce que beaucoup d'enfants font le plus souvent contre la volonté de leurs parents, d'où résulte pour plusieurs de ces petits désobéissants l'insolitation ou coup de soleil, des fièvres cérébrales, quelquefois la perte de la mémoire et même l'asphyxiation.

CHAPITRE VIII.

DES BAINS ET DES DANGERS AUXQUELS LES EAUX EXPOSENT LES ENFANTS.

72. Le bain est un excellent moyen hygiénique. En été, le bain froid donne du ton aux organes et contrebalance avantageusement l'influence de la chaleuratmosphérique. Il est très-favorable aux enfants : on ne doit point les en priver; au contraire, on doit leur en faciliter l'usage, observant toujours qu'ils n'entrent dans l'eau que trois heures au moins après qu'ils ont pris leur dernier repas, ce qui est à peu près le temps nécessaire pour que la digestion des aliments soit entièrement terminée. Mais une fois dans l'eau, ils peuvent manger sans risque de compromettre leur santé.

73. Avec le danger réel auquel on s'expose par l'effet de l'immersion du corps dans l'eau froide quand on vient de manger ou qu'on est en sueur,

il est un cas peut-être unique où l'on a moins à craindre pour sa santé, et dont l'évidence a été mille fois prouvée par l'expérience; c'est celui qui se rencontre lorsqu'il faut plonger dans l'eau, quelquefois très-froide, pour en retirer une personne en danger de se noyer, ce qu'on ne doit jamais hésiter à entreprendre quand on sait assez bien nager pour être capable de sauver la vie à une malheureuse personne qui serait perdue sans cet utile secours. Cet avantage est dû sans doute, à l'effort de courage et à l'ardeur du dévouement que déploient dans les occasions de cette nature, les estimables personnes qui exposent leur vie pour sauver celle d'autrui ; ce doit être aussi la vive satisfaction qu'elles éprouvent à faire une bonne et belle action qui les rend comme invulnérables aux atteintes de maux dont elles pourraient être frappées d'autres fois, si elles se mettaient dans l'eau sans utilité, pour leur propre plaisir, et dans un état prohibé par les lois de l'hygiène. Ici il faut le dire, puisque c'est la vérité, que dans l'accomplissement de ces glorieux faits, les enfants ont presque partout l'honneur d'y contribuer pour une grande part, ce qui met en évidence cette maxime: *que la valeur n'attend pas le nombre des années.* Fréquemment les organes de la presse signalent dans leurs colonnes l'héroïsme d'enfants des deux sexes, d'adolescents qui ont sauvé la vie à de malheureux qui se perdaient dans les eaux ! Qu'ils persévèrent ainsi toujours avec leur intrépidité ordinaire dans cette voie de courage et d'admirable dévoûment dont la société entière leur est infiniment reconnaissante, en même temps que le gouvernement actuel, auquel aucune action méritoire n'échappe, leur en tiendra compte au moyen de récompenses honorifiques justement méritées.

74. Lorsque des enfants vont prendre des bains

à la mer ou dans des rivières, ils doivent toujours par motif de décence rechercher les endroits les moins fréquentés et les plus isolés des villes, villages, et jamais le long des routes et des chemins passagers, afin que leur nudité ne soit point en vue des passants; et qu'en outre, en se baignant le long des voies publiques et dans le voisinage des habitations, et principalement des hôtelleries, où ils seraient très-exposés à se blesser aux pieds avec des morceaux de verres, de bouteilles ou de fayance cassés. Un jeune garçon est mort des suites d'une blessure qu'un débris de verre anguleux lui avait faite à un pied en y marchant dessus étant dans l'eau. Pour éviter ce danger dans les eaux troubles où il y a encore plus à craindre de ces accidents, les enfants doivent garder leurs souliers aux pieds pour marcher dans l'eau.

75. Comme il est très-dangereux de prendre des bains froid quand le sang est agité et que le corps est suant, les enfants qui veulent en prévenir le danger, en se baignant, ne doivent point y aller en courant ou en se livrant à des exercices violents, mais en marchant d'un pas modéré plutôt lent que pressé, et ayant soin pendant la marche de se dépouiller d'une partie de leurs vêtements qui pourraient les faire suer s'ils les gardaient sur eux; arrivés au bord de l'eau, dans laquelle ils vont se baigner, i ls doivent se reposer un peu avant d'y entrer, et ensuite ils peuvent prendre le bain sans danger, pourvu que toutefois, ils ne commettent pas l'imprudence d'avoir beaucoup mangé depuis trop peu de temps, et de ne pas boire tout de suite une certaine quantité d'eau.

76. Dans les rivières dont le cours est rapide ou que les eaux sont profondes, les enfants quoique assez bons nageurs ne doivent point aller s'y baigner seuls, parce qu'ils ne savent pas ce qui peut

leur arriver, et privé de secours ils pourraient se noyer. Ils ont aussi à se bien prendre garde, lorsqu'ils se baignent dans des biez ou canaux des moulins et en amont des chûtes d'eau, où malgré eux, ils pourraient être entraînés par le courant et précipités sur la roue qui leur briserait le corps.

77. Quoique plusieurs ensemble, les enfants ne doivent prendre des bains à la mer que pendant qu'elle est calme, et si lorsqu'ils y sont elle devient houleuse, il faut qu'ils se hâtent d'en sortir, sans quoi ils seraient exposés à être entraînés par les vagues et rejetés par les lames contre les rochers ou roulés sur la grève.

78. Chaque année, des enfants qui ne savent pas nager se noient en se baignant, faute par eux d'user des précautions et moyens requis. Pour éviter les malheurs de ce genre, ils ne doivent jamais, quand ils sont seuls ou en compagnie d'autres enfants aussi ignorants qu'eux dans l'art utile de la natation, entrer trop avant dans l'eau des rivières ou autres dont ils ne connaissent pas bien la profondeur, et principalement quand l'eau est trouble, sans être munis d'une ceinture de natation, qui rend le baigneur insubmersible et l'empêche, en le soutenant à fleur d'eau, de couler au fond; laquelle consiste en un collier formé de morceaux de liège enfilés à un cordon solide ou bien tout simplement en deux grosses vessies de porcs remplies d'air attachées ensemble et qu'on place sous les aisselles: on en fait maintenant en caoutchouc qui préservent très-bien. L'emploi de l'un ou l'autre de ces appareils mis en usage par tous les enfants qui ne savent pas nager diminuerait considérablement le nombre des asphyxiations par immersion.

79. Lorsqu'un enfant est en danger de se noyer, soit en se baignant ou pour avoir tombé accidentellement dans une eau profonde, il est bon de l'aver-

tir, que si au moment qu'il est en péril et qu'il a disparu sous l'eau, un bon nageur lui prête secours, se dévoue et plonge pour l'en retirer, il ne doit point saisir ce dernier aux jambes, parce qu'il le priverait ainsi du mouvement indispensable de ces parties, et ne pouvant plus nager, il en arriverait ce qui s'est vu trop souvent, qu'au lieu d'une victime présumée, on en aurait deux à la fois à déplorer, car ils périraient infailliblement tous les deux. Si donc le malheur vous arrivait, laissez faire au plongeur, il vous prendra la main, le bras, la jambe ou par un pied n'importe, par vos vêtements si vous en avez, et libre de ses mouvements, il vous retirera sain et sauf. Il va sans dire, que si c'est un enfant bon nageur qui soit le héros d'une de ces belles actions en faveur d'un ami, d'un collègue ou de toute autre personne, il doit éviter autant que possible de se laisser saisir les jambes ou les pieds par l'individu qu'il cherche à sauver.

CHAPITRE IX.

DANGERS SUR LES RIVIÈRES ET LES ÉTANGS GELÉS. AVALANCHES.

80. Quand pendant l'hiver les rivières et les étangs ou marais sont gelés, partout des enfants y vont marcher, courir et glisser dessus, mais plusieurs s'y perdent et trouvent la mort dans les endroits où la glace qu'ils croyent épaisse est au contraire très-mince : Elle les trahit, cède ou casse sous leurs pieds et les malheureux disparaissent dans le gouffre. Pour que les enfants ne soient point exposés à être victimes de tels accidents, il faut qu'ils sachent que la glace du milieu des rivières est or-

dinairement la plus mince et qu'il n'y en a quelquefois même pas, par rapport au courant, alors que les bords sont gelés à une certaine épaisseur ; tandis qu'au contraire la glace des étangs et autres où il n'existe pas de courants est plus épaisse dans le milieu que vers les bords. Ainsi pour se livrer avec plus de sécurité et moins de risques à leurs jeux des glissoires sur les rivières gelées, ils ne doivent point, partant des bords, pousser trop avant vers le milieu ; mais si c'est sur un étang ou marais, ils sont plus en sûreté dans le milieu que sur les bords.

81. Au plus il fait froid pendant que les rivières sont gelées, moins on a à craindre d'y marcher, patiner ou glisser dessus, mais dès que le temps se radoucit et qu'il dégèle, les enfants doivent cesser absolument d'y aller dessus; parce que le dégel donne lieu à la rupture des glaces, qui est quelquefois très-subite, et que tous ceux qui s'y trouveraient surpris dessus seraient exposés à périr dans la débacle.

82. J'avertis les enfants qui voyagent ou se trouvent dans des vallées au pied de montagnes escarpées, dont les parties élevées sont couvertes de neige, qu'il est très-dangereux de se trouver à leurs bases dans la saison du printemps après le lever du soleil et quand il dégèle : parce que pendant ce temps, le dégel fait détacher de leur sommet d'énormes monceaux de neige qui se précipitent avec fracas dans le fond des vallées, qui donnent lieu à des catastrophes, et c'est ce qu'on appelle avalanches : on est moins exposé avant le lever du soleil et pendant qu'il gèle. Lorsqu'il arrive qu'on est surpris par une petite avalanche, il faut lui tourner le dos au lieu de lui présenter le visage, comme pour la regarder venir, parce que dans cette attitude, la neige qui est quelquefois très-épaisse, bou-

cherait les organes de la respiration et on en serait bientôt asphyxié; tandis qu'en présentant le dos, un peu incliné en arrière, à l'avalanche, le derrière de la tête divisant en deux parties le torrent de neige, laisse un vide devant la figure qui donne la facilité de respirer, et on en échappe ainsi.

83. Dans les campagnes, il arrive, que des enfants ont à traverser fréquemmeut, soit pour aller à l'école ou ailleurs, le lit de torrents quelquefois très-larges et à sec, et dans lequel ils vont avec confiance, parce qu'il n'a pas plu où ils sont, mais il ne faut pas pour cela qu'ils s'y croient trop en sûreté, attendu qu'il peut avoir plu loin de là, en amont du courant, et de grandes eaux arriver tout d'un coup avec fracas, les surprendre et les faire perdre. Dans cette prévision, afin d'être moins exposés, les enfants doivent regarder si dans la direction d'où viennent les eaux torrentielles, il n'y a pas de gros nuages amoncelés, et en outre écouter, s'ils n'entendent point le bruit des eaux qui est ordinairement très-fort. Avertis du danger par ces signes, les enfants qui vont traverser le torrent doivent s'en abstenir, s'ils reconnaissent qu'il serait périlleux d'en tenter le passage, ou bien, s'ils estiment qu'ils le peuvent, sans exposer leur vie, ils doivent se hâter de le franchir au plus vîte. Le courant accidentel de cette sorte de rivière est tellement impétueux, qu'il renverse et entraîne tout ce qu'il rencontre sur son passage, et que des voitures avec de lourds chargements, leurs attelages, et leurs conducteurs, se sont perdus là où un quart-d'heure auparavant il n'y avait pas une goutte d'eau.

CHAPITRE X.

LES ENFANTS DANS DES EMBARCATIONS.

84. Que les enfants seuls ou en nombre ne s'ex-

posent point à monter des embarcations sur des rivières, des fleuves ou la mer avec l'imprudente intention de les vouloir diriger eux-mêmes sans le secours d'un marinier ou batelier capable, parce qu'il pourrait leur en coûter la vie à tous, et en outre donner lieu à la perte du bateau, qui peut-être ne leur appartient pas, s'ils ont fait comme en agissent certains petits drôles, qui au bord des rivières détachent de son amarre le premier batelet qu'ils rencontrent, y entrent sans rames ni aviron ; parce que rarement les propriétaires absents y laissent ces agrès, vont au large; et s'il arrive que le courant les entraîne, n'ayant ni les moyens ni l'adresse d'y résister, ils vont se perdre en peu d'instants s'ils ne sont secourus.

85. Lorsque plusieurs enfants sont embarqués dans un bateau léger pour faire une promenade ou un petit voyage sur une rivière ou le bord de la mer, et que pour le diriger ils ont un marinier capable, il est bon de les avertir, afin de leur faire éviter un grand péril, que le bateau étant, ainsi qu'il doit toujours l'être, chargé en équilibre, c'est-à-dire que chaque bord soit occupé par un nombre égal d'individus, chacun doit demeurer constamment pendant la navigation, à la place où l'a fait mettre le marinier au moment du départ, parce que si l'on se portait en plus grand nombre d'un côté que de l'autre, on en compromettrait funestement l'équilibre indispensable à la sûreté de tous les embarqués, et en voici un exemple: Il y a peu d'années des dames religieuses institutrices allèrent avec quelques-unes de leurs élèves se promener en bateau sur le lac de Genève ; chacune était à sa place et la nacelle voguait dans un parfait équilibre, quand tout d'un coup les demoiselles qui étaient assises sur le bord opposé et en vis-à-vis des religieuses se levèrent soudain toutes à la fois, par une de

ces manières folâtres et particulières aux jeunes personnes, quittèrent précipitamment leurs places pour venir s'asseoir sur le côté où étaient ces dames; mais dès qu'elles y furent le bateau chavira, et tout se perdit dans l'abîme, jusqu'au batelier lui-même.

CHAPITRE XI.

LES ENFANTS QUI CONDUISENT DES CHEVAUX S'EXPOSENT A DE GRAVES ACCIDENTS

86. Les jeunes enfants ne doivent point se prévaloir d'être assez capables et précautionnés pour conduire des chevaux à la main ou attelés à des voitures, parce qu'ils pourraient être victimes de leur trop de confiance dans leur savoir faire, à moins qu'ils n'ayent à mener que de vieux chevaux ou mulets très-paisibles et non ombrageux ou peureux; enfin de ces animaux mieux dans le cas de guider les enfants que ceux-ci de les conduire. Ils sont moins exposés en conduisant les attelages d'une charrue qui fonctionne. Combien d'enfants qui voulant se mêler de conduire des voitures ont roulé avec elles dans des précipices où ils ont trouvé une affreuse mort? Ceux qui par une imprudente complaisance ou bien encore la paresse qui les domine, chargent de trop jeunes enfants de la conduite des charrettes ou autres véhicules attelés, ou de mener de jeunes chevaux à l'abreuvoir ou ailleurs font très-mal, en ce qu'ils les exposent à de grands dangers, n'ayant point les mains assez fortes pour les retenir s'ils s'échappent et s'emportent, d'où peut résulter de graves accidents pour les personnes que dans leur fuite ces animaux peuvent rencontrer, les

renverser et les fouler aux pieds. Mais en outre et partout, les enfants doivent toujours se tenir à une certaine distance des chevaux ou mulets qui ruent, et se méfier même de ceux qui sont reconnus n'avoir pas ce dangereux défaut, parce qu'en été, il suffit d'une seule mouche qui pique un de ces animaux naturellement paisible pour le faire ruer, et casser un membre à un enfant ou le tuer sur le coup, s'il l'atteignait.

CHAPITRE XII.

HYGIÈNE DE LA VUE DES ENFANTS.

87. Les enfants qui ont le bonheur d'être favorisés d'une vue forte et bonne, doivent faire en sorte de la conserver telle jusque dans un âge très-avancé ; pour qu'il en soit ainsi, ils doivent éviter de la soumettre et exposer autant que possible à tout ce qui peut lui être contraire et nuisible. Or indépendamment des coups et blessures auxquels les yeux et les autres parties du corps sont exposés, rien n'affecte plus sensiblement l'organe de la vue que le grand éclat de la lumière, et le passage subit de l'obscurité à une lumière très-vive, comme aussi les enfants doivent s'abstenir de fixer trop souvent ou longtemps, le disque du soleil, pendant que cet astre luit clairement sur l'horison, et même lorsqu'il est un peu voilé par de légers nuages, ni regarder trop longtemps la lune quand elle est claire. Et quand il arrive une éclipse de soleil, il ne faut point immoler sa vue en la contemplant à l'œil nu, comme beaucoup d'enfants ont l'habitude de le faire, mais la voir à travers de verres de couleurs noire

ou bleu-foncé. Des personnes sont devenues aveugles pour avoir trop regardé à l'œil-nu des éclipses de soleil.

88. Lorsque aux veillées du soir et dans la nuit, les enfants lisent, écrivent ou travaillent à des ouvrages fins et délicats à la clarté des lampes, des bougies ou autres lumières artificielles, ils doivent faire en sorte pour ne pas trop fatiguer leur vue, que le foyer lumineux soit placé plus haut que leur tête et que leurs yeux soient à l'ombre sous le bord de leur coiffure, il suffit que l'objet qu'ils fixent et sur lequel ils travaillent soit éclairé. Et si l'appartement où il sont est échauffé par un poële, il est utile pour éviter les ophtalmies, et pour que les yeux aient moins à souffrir de la trop grande dilatation de l'air, rendu tel par la présence du calorifère, d'y tenir constamment dessus un vase avec de l'eau en évaporation. On doit s'interdire la nuit de longues lectures ou d'écrire à la seule clarté de la lune.

89. Quand les enfants voyagent en wagons sur les chemins de fer, ils doivent s'abstenir de regarder trop longtemps à droite et à gauche pendant la marche des trains, les arbres et autres objets qui semblent fuir avec une rapidité extrême, parce que cette curiosité est nuisible à la vue : elle ne souffre point en regardant en avant ou en arrière.

CHAPITRE XIII.

DES TRANSITIONS QUE DOIVENT ÉVITER DE SUBIR LES ENFANTS.

90. En sortant le soir, la nuit, et toujours, des appartements où règne une forte chaleur et que la

température extérieure ou du dehors est froide, les enfants et principalement les filles, avec leurs coiffures légères et leur gorge découverte, doivent rigoureusement observer de n'en point sortir trop légèrement vêtus, s'ils ne veulent point s'exposer à attraper de mauvais rhumes, l'angine, l'esquinancie ou à mourir en peu de temps.

91. Pendant l'hiver et quand la température atmosphérique est excessivement froide, lorsque les enfants se rendent à l'école ou ailleurs dans des appartements très-échauffés, ils doivent observer de n'y point entrer dès qu'ils sont arrivés sur le seuil; mais par mesure d'hygiène, stationner un moment au dehors dans un endroit abrité, afin de modifier la transition trop forte, qu'ils auraient à éprouver, du passage subit d'un air froid à un air chaud, lequel peut avoir pour effet de faire tomber en pamoison ceux qui n'usent point de cette précaution.

92. Lorsque les enfants ont les mains ou les pieds engourdis par le froid, ils doivent éviter de les présenter tout de suite au feu ou de les tremper dans l'eau chaude pour les réchauffer, parce qu'ils s'exposent à souffrir de l'onglée douloureuse et à gagner des angelures aux mains et aux pieds. Pour dégourdir avec moins de douleurs ces parties, au lieu d'employer le feu ou l'eau chaude, il faut au contraire les frotter avec de la neige, s'il y en a, ou les laver dans de l'eau froide et les essuyer ensuite avec un linge sec.

93. Quand les enfants ont le corps agité et suant par l'effet de la marche, de certains exercices pénibles, du travail ou d'une température excessive, ils doivent bien se garder de se reposer sous d'ombrages frais ou dans des appartements rafraîchis par des courants d'air, ou l'humidité naturelle qui y règne, parce qu'il pourraient y attraper des mala-

dies très-dangereuses: aussi faut-il qu'ils observent toujours lorsqu'ils sont en promenades, et que de l'ardeur brûlante du soleil ils passent immédiatement à la fraîcheur séduisante, mais à redouter, qui règne ordinairement en été dans l'ombre des allées d'arbres à rameaux touffus; au lieu de quitter leurs coiffures et de se dépouiller d'une partie de leurs vêtements pour respirer le frais mieux à leur aise, ils doivent au contraire demeurer couverts, et remettre sur eux la partie des vêtements qu'ils ont quittée pendant qu'ils étaient exposés au soleil. Ceux qui ont l'imprudence de braver les impressions vives que le changement subit de température occasionne, sont souvent attaqués le lendemain ou même dans la nuit de points de côté, de rhume, de rhumatisme et de toutes les autres maladies auxquelles peut donner lieu la suppression de la transpiration, et il n'est pas rare d'en voir résulter la mort.

CHAPITRE XIV.

MATIÈRES ET SUBSTANCES VÉNÉNEUSES; ARMES A FEU, ET INSTRUMENTS TRANCHANTS ENTRE LES MAINS DES ENFANTS.

94. Les enfants dont les parents exercent certaines professions qui exigent l'emploi de matières et substances vénéneuses et qui sont renfermées dans des caisses, sacs, bouteilles, flacons ou vases, et que par oubli ou négligence ceux qui s'en servent n'ont pas eu la précaution de renfermer sous clé ou de les placer dans des endroits inaccessibles aux enfants, ces derniers doivent avoir en horreur

ces choses, et se bien garder d'y toucher, s'ils ne veulent pas qu'elles soient pour eux des instruments de mort. Car il est arrivé à plusieurs, soit curiosité, gourmandise ou imprudence, qu'ils ont pris pour de la liqueur à boire du laudanum, de l'acide sulfurique et de l'eau forte; en ont bu, et en sont mort à l'instant. L'enfant d'un teinturier est mort subitement pour avoir bu en l'absence de son père de l'huile de vitriol (acide sulfurique), qu'il croyait probablement être du sirop ou de la liqueur à boire.

95. Les enfants qui ne veulent pas s'exposer à être victimes d'accidents par l'empoisonnement, doivent s'interdire absolument l'entrée des laboratoires de chimie et des appartements dans lesquels les teinturiers, les vétérinaires et les peintres tiennent leurs drogues et leurs couleurs, et surtout, n'avoir pas l'imprudente curiosité d'ouvrir et de fureter dans les meubles qui les renferment. Pour prémunir les enfants contre les dangers auxquels ils pourraient s'exposer en mettant la main sur certaines drogues dont l'aspect n'a rien de désagréable et qui, pourtant, sont des poisons très-énergiques, il est bon qu'ils sachent que l'arsenic et le sublimé corrosif, réduits en poudre ressemblent par leur blancheur à de la farine, de l'amidon ou à du sucre pilés; et que l'arsenic jaune ou orpiment ressemble à de l'ocre, du cucurma ou à du safran en poudre, qui ne sont pas dangereux.

96. Quand les enfants sont seuls dans la maison, que leurs père et mère sont absents, s'il y a des armes à feu, des fusils ou des pistolets, qui d'ordinaire dans les maisons de campagne sont presque toujours chargés, ils doivent bien se garder d'y toucher pour s'en amuser, parce que rarement, ils font leurs jeux de ces instruments homicides, sans qu'il en coûte la vie à quelqu'un. Presque toujours, les enfants croient que ces armes sont vides ou

moins dangereuses qu'elles ne le sont en réalité : ils s'ajustent, se mirent les uns les autres : puis le plaisir de mettre en mouvement les ressorts de la détente les entraîne ; ils tirent : le coup part ! et sans mauvais dessein le frère tue son frère ou sa sœur qui est devant lui ou couché dans un berceau, et quelquefois l'imprudent enfant qui tient l'arme s'en tue lui-même tout en badinant, quand il arrive qu'elle éclate dans ses mains pour avoir demeurée trop longtemps chargée.

97. Les jeunes enfants, doivent également s'abstenir de toucher aux instruments tranchants qui se trouvent à leur portée, tels que rasoirs, sabres, épées, haches, faulx, couperets et couteaux ; parce qu'ils sont très-dangereux pour eux, et qu'en les maniant ils pourraient s'en blesser ou tuer les uns les autres.

CHAPITRE XV.

DES DANGERS AUXQUELS LE FEU EXPOSE LES ENFANTS.

98. Lorsque vos pères et mères s'absentent et vous laissent plusieurs enfants ensemble renfermés dans un même appartement avec du feu allumé sous la cheminée ou dans un poële, le plus aîné ou le plus intelligent des frères ou sœurs, doit surveiller avec soin les plus jeunes à ce qu'ils ne s'approchent point trop du feu, qui pourrait allumer leurs vêtements, et surtout, qu'ils n'y tombent et s'y brûlent. Il doit pour éviter lui-même d'être victime malheureuse de son imprudence, s'interdire tout amusement avec le feu ; car s'il faisait son jeu d'un tison allumé, le promenant en guise de flambeau dans l'appartement où il y a peut-être un lit ou autres

objets combustibles, il pourrait y mettre feu, faire éclater un incendie, et s'y trouvant renfermé à ne pouvoir s'échapper il périrait là avec les autres dans d'horribles souffrances.

99. Si dans la chambre où vos parents vous ont laissé renfermés, il n'y a ni cheminée ni feu, ne cherchez point vous-mêmes, enfants, à en allumer au moyen des allumettes chimiques qui sont si inflammables, et dangereuses dans les mains des enfants ; et mieux vaut, encore que ce soit en hiver, souffrir un peu de froid que de vous exposer à vous brûler vifs. Mais gardez-vous bien toujours, d'allumer dans un appartement fermé, qui n'a point de cheminée, du charbon de bois dans un réchaud ou autres au milieu de la chambre, parce que la vapeur de ce combustible allumé est mortelle, et que si elle ne vous faisait pas périr carbonisé, vous ferait mourir tous asphyxiés, fussiez-vous vingt enfants dans un même appartement.

100. Tous les enfants doivent soigneusement éviter de mettre leurs habits en contact avec le feu, s'ils veulent n'avoir pas à souffrir des douloureux effets de cet élément destructeur sur leur personne. Aux accidents de cette nature, les filles sont en général plus exposés que les garçons : leurs occupations plus fréquentes auprès du foyer ; la forme même de leurs vêtements qui s'y prête davantage, ainsi que leur manière de se chauffer, font, que pendant l'hiver le nombre des victimes qui périssent par le feu est plus grand chez les filles que chez les garçons ; avec un peu plus de précautions, elles le diminueraient sensiblement ; et telles périssent ainsi adolescentes, qui pourraient arriver à un grand âge. Ainsi pour ne pas mourir trop jeunes par cette violente cause et réaliser la durée d'une plus longue vie, elles doivent redoubler d'attention lorsqu'elles se chauffent au moyen de chaufferettes

découvertes, dans lesquelles, pour imiter leurs mères, elles tiennent du feu sous elles; en en éloignant avec soin le plus qu'elles le peuvent les bords de leurs chemise, jupons et robe; faisant en sorte qu'ils ne portent point sur le feu, et surtout de ne jamais s'y endormir dessus étant assises, comme beaucoup ont l'imprudence de le faire, lesquelles ne se réveillent que quand leurs vêtements sont déjà allumés et qu'elles ressentent les douleurs des premières brûlures. Avec des chaufferettes couvertes en tôle, elles seraient moins exposées, pourvu que le feu qu'elles renferment ne soit pas trop ardent. A la cheminée, le plus dangereux pour les personnes du sexe, c'est lorsqu'elles se chauffent en se tenant debout auprès d'un grand feu et appuyées sur la tablette de la cheminée; placées ainsi, elles ne voient point le feu qui est à leurs pieds, et leurs robes ou jupons décrivant un grand cercle dont une partie de la base porte en avant sur le foyer s'allument et elles sont en péril. Quand ce malheur leur arrive et qu'elles se trouvent seules, au lieu de courir pour aller chercher du secours, elles doivent au contraire demeurer là, serrer à l'instant le bas de leurs robes et se rouler à terre pour étouffer le feu; parce qu'en restant debout le feu fait plus de progrès, et qu'en courant elles l'attisent au point de le rendre excessivement dangereux et de ne pouvoir échapper à son action destructive.

CHAPITRE XVI.

INSECTES ET ANIMAUX DANGEREUX AUX ENFANTS.

101. En été et pendant le jour, les enfants doivent éviter d'approcher de trop près des ruches des

abeilles et surtout des guêpiers et des nids alvéolaires du frelon, qui est une espèce de guêpe six fois plus grosse que la guêpe ordinaire, et dont la couleur et la forme sont à peu près semblables. Ces deux insectes sont tellement dangereux et à redouter, qu'ils arracheraient la vie à un enfant qui en serait attaqué, s'il n'était secouru à temps. Mais le pis est encore, que le secours en pareil cas n'est pas très-facile à donner : on le peut cependant, si l'enfant assailli par le frelon n'en a seulement que quelques-uns après lui, mais une fois qu'il a sur lui tout l'essaim ou une grande partie, la tentative de celui qui entreprendrait de l'en délivrer serait très-périlleuse.

102. Que les enfants s'abstiennent toujours d'agacer les chiens qui leurs sont étrangers ; qu'ils ne les réveillent point quand ils sont endormis ; et s'ils rongent ou mangent un os ou autre, qu'ils ne s'en approchent point de trop près, parce qu'ils pourraient en être mordus. Et comme les morsures faites par cet animal sont quelquefois très-dangereuses, non pas autant par la gravité des blessures qu'ils font que par les accidents funestes qui en sont les suites, quand il arrive que le chien qui a mordu est atteint de rage apparente ou qu'il en est infecté sans en avoir manifesté encore les symptômes, il est donc toujours prudent que les enfants évitent avec soin de s'en faire ou laisser mordre. En passant contre des chiens hargneux, les enfants qui ne veulent pas autant s'exposer à en être mordus doivent marcher lentement au lieu de courir, parce qu'en courant ils les excitent davantage contre eux.

103. Le chat moins gros que le chien ne laisse pas pour cela d'être aussi, lui, très-dangereux quand il est courroucé et renfermé ; afin de n'être point exposé à sa fureur excitée, les enfants doivent toujours éviter de se renfermer seuls avec un chat

pour le fustiger, car cet animal poursuivi et frappé dans un appartement où il ne trouve point d'issue pour s'échapper devient furieux, terrible et très-fort, au point qu'une personne robuste a grand peine à s'en défendre. Dans cette lutte d'un chat avec l'homme, le chat ne pouvant fuir, saute ordinairement à la figure de son agresseur, lui crève les yeux, lui déchire le visage, et s'il n'a point de cravate lui dévore la gorge. C'est ce qui est arrivé à un instituteur qui châtiait son chat renfermé dans une chambre pour lui avoir enlevé une côtelette qui était sur le gril : l'animal fut vainqueur, et l'on trouva le malheureux, mort, avec le cou et la figure dévorés.

104. Si la fureur du chat est à redouter quand il est renfermé, la malice du singe n'est pas moins à craindre quand il est en liberté, et les enfants doivent être assez prudents pour ne pas se trouver seuls en présence de singes qui ne seraient pas solidement attachés à la chaîne ; mais surtout qu'ils ne le contrarient pas, parce que cet animal est très irritable et méchant, et que sa vengeance pourrait leur en coûter.

CHAPITRE XVII.

LA CURIOSITÉ EST SOUVENT FUNESTE AUX ENFANTS.

105. Le trop de curiosité qu'ont les enfants pour certaines choses leur est souvent très-funeste, et il n'est pas rare de les voir d'eux-mêmes aller au-devant du péril au lieu de chercher à l'éviter, le fuir et s'en éloigner. Ainsi quand à l'occasion de fêtes et des réjouissances publiques, on tire les boîtes, on les voit accourir et s'empresser d'entourer l'ar-

tillerie verticale ; ils se massent autour jusqu'à embarrasser l'artilleur dans son travail, et s'il arrive, ce qu'on a vu plusieurs fois, qu'une de ces boîtes peu solide ou trop chargée éclate, peut-il se faire autrement qu'il n'y ait quelques-uns de ces enfants curieux et imprudents qui ne soient atteints, blessés ou frappés mortellement par des fragments du bronze ou de la fonte? Pour éviter d'être victimes de tels accidents, les enfants doivent au moment qu'ils voient qu'on va mettre feu aux boîtes, s'éloigner à l'instant et se placer derrière un mur, l'angle d'une maison ou le tronc d'un gros arbre, s'il y a, et où ils seront en sûreté en cas d'explosion.

106. Les enfants qui ont la curiosité de voir faire l'exercice à feu aux militaires, doivent éviter pendant qu'on le fait, de se placer en face des lignes qui tirent. J'ai vu un curieux, qui pour s'être trouvé ainsi placé, a été frappé mortellement ; non par une balle, les fusils n'étaient chargés qu'à poudre, mais bien par la baguette d'un fusil que par oubli, le soldat avait laissé dans le canon sur la cartouche.

107. Si le hasard faisait que dans la ville, village ou quartier qu'habitent les enfants il se forme des attroupements et éclate quelque insurrection (ce qui semble n'être nullement à craindre avec un gouvernement tel que celui sous lequel nous avons le bonheur de vivre, qui ne donne aucun motif pour faire des mécontents), au lieu d'y courir et de s'en approcher en curieux, les enfants doivent au contraire s'en éloigner au plus vite et fuir ces scènes de désordres et d'anarchie qui font la honte et le malheur des peuples, parce que s'ils s'y trouvaient, et enveloppés, n'en pouvant pas sortir quand ils le voudraient, ils pourraient étant dans la mêlée, avec les malveillants, y être blessés ou tués, si la force armée, pour en finir avec les rebelles, se trouvait dans la pénible nécessité de faire usage de leurs ar-

mes, ce qui est loin d'être hygiènique. Ainsi dans ces circonstances funestes, le plus salutaire pour les enfants et autres est, qu'ils demeurent renfermés chez leurs parents, s'ils y sont, et s'ils se trouvent dehors de se hâter promptement de gagner leurs habitations, où ils doivent s'abstenir même de se montrer aux fenêtres, pour n'en plus sortir jusqu'à ce que l'ordre et la paix soient bien rétablis.

108. Lorsque les enfants sont aux fenêtres des différents étages des maisons; étant trop petits de taille pour bien voir en bas; s'ils sont seuls, ou qu'il n'y ait personne avec eux capable de les retenir en cas de chûte, ils ne doivent jamais monter sur les fenêtres et s'y tenir debout, ni sur des chaises pour s'élever davantage et surtout, de se suspendre comme ils en ont l'habitude appuyés sur le seuil de l'embrasure, leurs pieds ne touchant pas le sol et agitant leurs jambes dans le vide; parce que ces mouvements dont ils ignorent l'effet, joints à la pesanteur de leur tête qu'ils avancent et penchent trop en dehors, leur faisant perdre l'équilibre, les petits malheureux tombent précipités sur le pavé.

109. Lorsque les enfants sont dans les wagons des chemins de fer et que les trains sont en marche, ils doivent bien se garder de sortir trop avant leur tête des portières pour voir en avant et surtout en arrière, parce qu'ils s'exposeraient à se fracasser la tête contre les parois des tunels ou contre les rochers des tranchées taillés à pic. N'étant point en voyage dans les wagons, ils doivent toujours s'abstenir de pénétrer sur les voies ferrées ouvertes à la circulation; de les parcourir à pied, et s'y livrer à leurs jeux; parce qu'ils y seraient exposés à être écrasés sous les roues des trains en marche.

CHAPITRE XVIII.

MAUVAIS EFFETS QUE PRODUIT LA PEUR SUR LES ENFANTS.

110. Les enfants doivent toujours s'abstenir de se faire peur les uns les autres soit par surprise ou autrement, parce qu'une peur subite et grande, produit des effets les plus funestes et les plus irrémédiables sur le physique et le moral des enfants ; donnant lieu chez les plus timides et les plus impressionnables à des accès épileptiques, à la folie et à des maladies convulsives. Plusieurs ont même perdu la vie par le seul effet de la peur, et d'autres ont été rendus pour toujours inutiles à la société, en même temps qu'ils étaient une lourde charge pour leurs familles. J'ai vu une demoiselle élève d'un pensionnat, âgée d'environ seize ans, perdre tout d'un coup la raison et devenir folle, de ce qu'une de ses collègues étant à la promenade, lui mit dans le sein par surprise, une grenouille qu'elle venait de prendre dans un fossé; et un jeune écolier tomber en convulsions, de ce qu'un de ses camarades lui jeta sur le bras une grosse arraignée pendant qu'il écrivait.

111. Un enfant tant soit peu raisonnable doit toujours s'abstenir d'effrayer par surprise un autre enfant qui se trouverait debout dans l'embrasure d'une fenêtre d'un étage élevé, sur le bord d'un toit, le garde-fou d'un pont, la margelle d'un puits, au bord de l'ouverture d'une mine, d'un précipice, sur un échaffaudage ou au haut d'une grande échelle, parce que dans l'un ou l'autre de ces différents cas ou situation, la peur pourrait faire précipiter à l'instant celui à qui on la ferait. Au contraire, quand on voit un enfant ou tout autre ainsi exposé, au lieu de l'épouvanter, on doit l'encourager et le rassurer par tous les moyens possibles, ou bien garder le silence jusqu'à ce qu'il soit hors du danger.

112. Indépendamment de ce genre de peur qui a pour effets des dangers réels et sérieux, il en est d'autres dont il est utile de guérir les enfants sur des craintes purement chimériques, qui ne laissent pourtant pas d'agir funestement sur leur esprit, au point d'en rendre plusieurs gravement malades; telle est la peur que beaucoup ont des morts, qui est tout-à-fait sans fondement, car ils ne reviennent point, et les morts n'étant plus qu'une matière inerte absolument privée de mouvement est tout-à-fait inoffensive; et la présence du cadavre d'un trépassé, ne peut faire d'autre mal aux vivants, que de les incommoder par la mauvaise odeur qu'il exhale quand il est en état de putréfaction et de décomposition, que les enfants doivent éviter de respirer, parce qu'elle est malsaine et contagieuse. Par ces motifs, les enfants ne doivent point croire aux revenants ni aux spectres, parce que c'est une erreur populaire des plus absurdes. Ils ne doivent pas croire non plus à ces prédictions sinistres et insensées que l'imposture astrologique se permet d'annoncer de temps à autre aux populations dont mal-à-propos elles s'affectent; telles que la fin du monde par la chute d'un corps céleste, d'une comète sur le globe terrestre, dont le choc l'anéantirait. Absurdité qu'à différentes époques la folie ou la malice des astrologues a prédite cent fois et qui n'a jamais eu la moindre ombre de réalisation; tout le monde qui vit en est témoin.

113. Les enfants doivent également fermer l'oreille et ne pas croire à certaines faussetés inventées et répandues par la malveillance pendant que des fléaux épidémiques sévissent sur les populations,

telles que d'accuser injustement les riches et les personnes dans l'aisance de disposer à leur gré du virus cholérique pour en infecter ceux à qui ils en voudraient ; selon les uns, au moyen d'une poudre morbifique (qui n'existe pas), que l'on répandrait çà et là; et selon d'autres, par des fusées (impossibles) tirées dans l'air pendant la nuit et dont l'influence maligne et délétère porterait la contagion chez les personnes dont on voudrait se débarrasser: ce qui est aussi absurde que criminel, et aussi impossible à réaliser par qui que ce soit au monde, que de faire passer une meule de moulin toute entière dans le trou d'une aiguille à coudre. Que les enfants donc se rassurent sur cette crainte, comme sur les précédentes, car c'est une imposture des plus méprisables que la calomnie puisse inventer. Ce qu'il est seulement permis d'admettre en cela, parce que ceci est évident, c'est que les mauvais sujets qui inventent et répandent ces bruits, sont des anarchistes qui ne rêvent que bouleversements et désordres, et n'ont d'autre but, en excitant à la haine les pauvres contre les riches, que d'en arriver à une révolution qui leur permettrait de faire main-basse sur toutes les fortunes, et à l'aide de ce moyen, piller partout où il y aurait quelque chose à prendre et à voler.

114. Mais une chose que les enfants ont raison de craindre et principalement ceux qui ne sont pas justes envers Dieu, c'est l'éclat de la foudre. Afin qu'ils sachent éviter autant que possible d'attirer sur eux la dangereuse électricité, il est bon de les avertir, que lorsqu'ils se trouvent aux champs, sur une route, et dehors des habitations surpris par l'orage, et qu'il tonne sur leur tête ; tout en se recommandant au seigneur ou à leur saint patron, ils doivent s'abstenir de courir et d'aller s'abriter sous de grands arbres ; tels que le peuplier, le saule, le

chêne, le noyer, le mûrier, le platane, etc. On dit qu'en général on a moins à craindre de l'éclat du tonnerre, en s'abritant sous des arbres résineux, tels que le pin, le sapin, le mélèze, etc. parce que la résine qu'ils contiennent les rend mauvais conducteurs de l'électricité. Et en outre de cela, pendant que le tonnerre gronde fort, au dessus, les enfants doivent s'éloigner des sonneries de cloches, si quelque malavisé à l'imprudence de les sonner à grande volée.

CHAPITRE XIX.

DES DANGERS AUXQUELS CERTAINS JEUX EXPOSENT LES ENFANTS.

115. Les enfants feraient toujours bien de s'interdire tous les jeux dangereux et dans le cas de nuire à eux, et aux autres ; ainsi ils ne lanceront point des pierres ou autres projectiles durs, soit à la main ou à l'aide de la fronde sur des personnes, contre les fenêtres, sur les toits des maisons habitées ou non, dans les cours ou jardins clos de murs ou autres, et dans toutes directions où le but qu'ils peuvent atteindre leur est caché et où peuvent se trouver des personnes dont ils ignorent la présence, et qu'ils pourraient blesser ou tuer. A Lyon, un enfant ayant jeté au hasard par la fenêtre d'un cinquième étage un os de bœuf, qui en tombant, frappa juste sur la tête d'une femme qui était dans la rue, la tua sur le coup. L'exercice du jeu de l'arc présentant aussi des dangers, lorsque les traits ou flèches ont leur bout garni d'une capsule en plomb, doit être prohibé chez les enfants : On en a vu se

blesser les uns les autres avec cette espèce d'arme.

116. A certaines occasions et quand l'envie leur en prend, les enfants se permettent un vilain jeu, celui de jeter sur des groupes de personnes des pièces d'artifices, qui lorsque eux-mêmes ne sont pas victimes de ce dangereux amusement, atteignent et blessent toujours quelqu'un. J'ai vu un enfant en grand péril, de ce qu'ayant sur lui, dans sa poche, une cinquantaine de ces pièces d'artifices sur lesquelles un serpentau allumé tomba et y mit le feu, firent soudain explosion toutes à la fois, et le malheureux enfant en eut ses habits, ses mains et toute sa figure brûlés. Un autre vilain jeu ou plaisanterie brutale, est celui d'ôter subtilement un siège sous un enfant ou tout autre à l'instant qu'il se plie pour s'y asseoir dessus.

117. Les enfants ne doivent point s'amuser sur les chemins où ont lieu de fréquents passages de chevaux et de voitures aux jeux des gobilles, du bouchon, à la toupie ou aux quilles qui sont des jeux qui fixent plus particulièrement leur attention vers le sol, et les détournent ainsi de celle qu'il leur importe d'avoir pour veiller à leur propre sûreté, en regardant derrière eux et autour, s'il ne leur vient point dessus des chevaux ou des voitures, quelquefois sans conducteurs présents, et dans le cas de les blesser ou tuer.

118. Relativement aux dangers auxquels sont exposés les enfants sur les voies publiques, il en est un qui a pour cause leur étourderie ordinaire, et dont ils sont quelquefois les victimes; c'est lorsqu'ils sortent avec trop de précipitation des maisons ou des rues qui donnent et débouchent sur de grandes voies de circulation pour les chevaux et les voitures, et qu'ils s'élancent aveuglément pour les traverser, sans regarder à droite ou à gauche, si des voitures qui viennent de l'une ou de l'autre de ces

directions ne peuvent les surprendre et les atteindre. Par ce défaut d'attention, il arrive qu'en faisant cette courte traversée, les enfants peuvent se trouver tout juste devant les pieds des chevaux, que le conducteur surpris par une aussi soudaine rencontre n'a pu retenir à temps, n'ayant point assez de distance, et le mal est fait involontairement.

119. Lorsque les enfants s'amusent au jeu des balançoires dont il y en a de deux sortes; l'une qui consiste en une longue pièce de bois mise en équilibre sur un point d'appui élevé, sur laquelle ils se balancent par les deux bouts mis en mouvement; et l'autre, en se balançant assis sur le milieu d'une corde attachée par les extrémités à deux arbres ou poteaux. En se livrant au jeu de la première, ils doivent faire en sorte de se bien tenir sur la pièce de bois, pour n'être point enlevés de leur siège par une trop forte secousse qui les ferait sauter à terre; et avant de se livrer au jeu de la seconde, il leur importe de se bien assurer de la solidité des deux poteaux et de celle de la corde; car si cette dernière était trop faible ou usée, et qu'elle rompe ou que mal attachée elle se délie, il en résulterait un grand accident pour le balanceur; observant toujours de ne point quitter le siège pendant le balancement.

120. Une sorte de jeu auquel les écoliers ont presque partout l'habitude de se livrer pendant leurs récréations et qui n'est pas sans danger pour eux est celui : que les uns sautent à cheval en prenant course sur les reins des autres qui se courbent pour les recevoir en selle, ce qui expose ceux qui simulent le cheval à se faire éreinter; comme aussi cet autre, de se porter les uns les autres, sur les épaules, et en courant; mais ce qu'il y a de plus défectueux et mauvais dans ce jeu, c'est que le plus souvent ce sont de gros et grands benęts qui se

font porter ainsi par de tout jeunes et faibles enfants, qu'ils exténuent et écrasent, et qui peuvent y gagner des hernies.

121. Un des jeux qui expose beaucoup la vie des enfants qui ont l'imprudente témérité d'y participer, et que les autorités feraient bien de leur interdire pour leur faire éviter de funestes accidents, c'est celui des courses de taureaux sauvages, en usage dans quelques départements du midi de la France, et qui est donné en spectacle aux populations de cette contrée à l'occasion des fêtes locales et autres. J'ai vu dans une de ces courses, un malheureux enfant âgé d'environ quatorze ans qu'un buffle atteignit dans l'arène et lui plongea une de ses cornes, qui sont très-aigües, dans le côté ; le porta quelques pas accroché et suspendu à sa corne, et le laissa ensuite expirant sur la place. Que donc les enfants s'abstiennent de se livrer à ce jeu périlleux s'ils ne veulent point être exposés à subir un tel sort.

122. Une espèce de jeu qui est malheureusement trop commun, et que tous les enfants bien nés devraient abhorrer et se garder d'en contracter la pernicieuse habitude, c'est le jeu d'argent, cet amusement sinistre, qui fait trop souvent une destinée fatale aux personnes qui s'y livrent. On a mille exemples que la funeste passion de ce jeu ruineux pour beaucoup, abrège quelquefois la vie des grands joueurs et la leur fait perdre de la plus honteuse et horrible manière. Il y en a dont le désespoir de la perte qu'ils ont faite en jouant les détermine au suicide : ils se noient, se pendent ou se brûlent la cervelle, misérables! qui sans le malheur que leur cause cette passion funeste auraient pu vivre trente ou quarante années encore. Mais bien plus on a vu des joueurs perdants qui, pour réparer leurs pertes, ont eu recours au vol et à l'assassinat, et par

suite, finir leur vie dans les prisons ou sur l'échafaud de la mort des infâmes, tout probes qu'ils étaient auparavant.

123. La dissipation, l'excessive passion du jeu fait bien souvent que les enfants oublient de satisfaire à leurs besoins les plus nécessaires, comme le manger, le boire et même celui d'uriner, alors qu'il faudrait qu'ils satisfassent à ce besoin naturel et hygiénique ; ils ne feraient peut-être pas cet oubli au préjudice de leur santé, s'ils savaient que les urines retenues trop longtemps dans la vessie s'y épaississent, et que par leur trop long séjour, la partie aqueuse s'évapore, et la plus grossière qui en est la lie reste; de là, les rétentions d'urine, la gravelle ou la pierre, qui se forme par la tendance que les parties du sédiment ont à se rapprocher entre elles. Ainsi donc que les enfants ne retiennent jamais trop longtemps leur urine s'ils ne veulent pas être atteints d'une infirmité qui les feraient souffrir le reste de leur vie.

CHAPITRE XX.

DANGERS DIVERS AUXQUELS LES ENFANTS SONT EXPOSÉS : CE QU'ILS DOIVENT FAIRE POUR LES ÉVITER.

124. Les enfants doivent s'abstenir toujours de soulever et porter des fardeaux trop pesants et disproportionnés à la faiblesse naturelle de leur corps, qui n'a point encore la force de celui d'un crocheteur ou d'un homme de peine ; et s'ils ont l'imprudent orgueil de persister à vouloir prouver qu'ils sont plus forts que les autres, l'étant moins, ils s'exposent à de dangereux accidents, qui, s'ils

ne les font pas mourir jeunes, les rendent incapables de travailler le reste de leur vie.

125. J'observe à certains enfants, qu'il est très-périlleux, et qu'ils s'exposent à se tuer en grimpant sur les murs des vieux édifices, soit pour s'amuser ou pour y chercher des nids de moineaux. J'ai vu un enfant âgé de douze ans, s'élever en montant d'une pierre à l'autre du mur d'une vieille tour, à la hauteur d'environ quinze mètres, pour y prendre un nid, lequel portant la main sur une pierre qui se détacha, tomba avec elle sur le sol où il expira à l'instant.

126. Il n'est pas moins utile de faire connaître aux enfants le danger auquel ils s'exposent en traversant les ponts en pierres des fleuves ou des rivières profondes, passant comme beaucoup le font, et plusieurs se perdent, pour se faire remarquer, sur les gardes-fous ou parapets de ces monuments, au lieu de marcher dans la voie de sûreté qui est ouverte pour tous. Car il ne faut rien moins pour leur faire perdre l'équilibre et les précipiter dans les eaux ou sur des rochers, qu'une surprise, une distraction, un étourdissement ou un coup de vent auquel ils ne s'attendent pas. On se rappelle encore, ce petit drôle qui, pour vouloir passer sans nécessité sur l'antique aqueduc du Gard, qui est très-étroit et n'a pas de gardes-fous, se tua en tombant de la partie la plus haute qui n'a pas moins de soixante mètres d'élévation.

127. Un des plus vils et dangereux défauts qu'ont les enfants est celui de se haïr, de se nuire et se battre les uns contre les autres, au lieu de s'aimer entre eux comme de bons amis et frères, car de ces rixes enfantines, il résulte presque toujours des blessures plus ou moins graves pour les combattants, et d'où s'ensuit en outre, des querelles quelquefois sérieuses entre les parents, dont les enfants

tracassiers et méchants, que Dieu n'aime point, sont la cause première.

128. Une des vertus sociales qui honore le plus les enfants et qui prévient souvent chez eux de graves dangers et même des accidents, est celle de savoir toujours modérer leur ressentiment contre qui que ce soit; et rien ne montre plus de grandeur d'âme que le pardon des injures, qui a le mérite d'entretenir la paix dans la société, en même temps qu'il soulage et concourt à conserver la santé. Les enfants qui ne sont point vindicatifs, sont les plus estimés et ordinairement les plus heureux. Mais je préviens l'enfant qui ne sait ou ne veut pardonner, qu'il doit toujours éviter d'invectiver en face, un autre enfant, qui dans ce moment, se trouverait dans les mains une arme offensive ou quelque instrument meurtrier avec lequel celui-ci, par un mouvement de colère qu'il n'aura pu retenir, pourrait l'en frapper, et cela peut-être mortellement, comme on l'a vu quelquefois.

129. Encore une mauvaise habitude qu'ont les enfants, est celle de se moquer des personnes affligées de quelques difformités apparentes, comme aussi de narguer et poursuivre de leurs dérisions criardes de malheureux idiots, des insensés; parce qu'en les irritant, les enfants s'exposent à attirer sur eux la fureur de leur ressentiment que faute de raison ils poussent quelquefois au dernier excès. Il n'y a pas longtemps qu'à Nîmes, un fou a tué sur le coup, dans une rue, un enfant faisant partie d'un groupe d'autres enfants qui lui criaient après et le poursuivaient de leurs insultes. Les enfants doivent donc être plus humains et avoir plus de charité à l'égard de pauvres insensés qui sont plus dignes de pitié que d'être voués au mépris. En se comportant ainsi, la conduite des enfants est plus louable, et ces individus sont moins dangereux pour eux.

150. Bien souvent les enfants commettent des imprudences, subissent des refroidissements dont ils ne font point cas, qu'ils négligent, et cachent à leurs parents dans la crainte peut-être d'en être grondés, et ainsi n'y remédiant point quand il en est le temps, ils s'exposent à de graves maladies et à la mort. Quelquefois ils se font ou reçoivent des blessures sur quelque partie de leur corps qui n'étant point découvertes, c'est-à-dire au visage ou aux mains, ils cachent également avec soin, et ils font toujours très-mal : ces blessures sans gravité dès l'origine peuvent étant négligées avoir des suites des plus funestes. Que donc les enfants qui craignent les maladies et aiment la vie, dès qu'ils ont sur eux des blessures, contusions ou autres, et qu'ils ressentent quelque dérangement dans leur santé, quelle qu'en soit la cause, ne les taisent point à leurs parents et s'empressent au contraire de les leur découvrir, et ils s'éviteront ainsi de grands maux à souffrir et peut-être une mort anticipée à subir.

151. Quand les enfants ont sur eux quelque écorchure ou égratignure qui se cicatrise par une croûte et est en bonne voie de guérison, ils doivent s'abstenir de la gratter et de l'enlever avec les ongles, quoiqu'ils y ressentent un peu de démangeaison, et laisser la croûte se détacher et tomber d'elle-même, parce qu'en l'enlevant successivement à mesure qu'elle est formée, ils l'enveniment de telle sorte que de toute bénigne qu'elle était en premier lieu elle peut devenir une plaie gangrèneuse, et que, si son siège est au bras, à la main ou à une jambe, il faut, pour en obtenir guérison, venir à amputer le membre, c'est-à-dire le couper.

152. La jalousie est une maladie morale, qui sans être accidentelle ne laisse pas d'être dangereuse pour les enfants qui en sont affectés ; car quelques

robustes qu'ils soient, une fois qu'elle s'est emparée de leur âme, ils sont chagrins, taciturnes, presque toujours de mauvaise humeur, perdent même l'appétit, et traînent une vie languissante et maladive, qui ordinairement n'est pas longue : ils succombent aux atteintes d'une noire mélancolie. Ainsi les enfants que ce vice malheureux domine, doivent, dans l'intérêt de leur santé, faire tous leurs efforts pour le déraciner et le bannir de leur cœur.

133. Les enfants qui ont libre entrée dans les usines à moteurs hydrauliques, à vapeur ou autres, doivent éviter de s'approcher de trop près des machines pendant qu'elles sont en mouvement, parce qu'il suffit qu'un pan de leurs vêtements, habits, blouse, robe, tablier ou manteau soit saisi par les dents des rouages pour, si l'étoffe résiste et ne se déchire pas, être entraînés dans les engrenages et y périr horriblement brisé ou broyé. Les enfants doivent aussi, par précaution, éviter de pénétrer dans la sphère des machines alors même qu'elles ne fonctionnent pas, parce qu'il peut arriver, que sans y penser, et que par oubli d'avertir les enfants qui s'y trouvent de s'en éloigner, ou bien encore ignorant s'ils sont là, celui qui est chargé de les mettre en jeu, et qui peut en même temps être ivre, les y met, et voilà d'affreux accidents.

134. Pendant que les moulins-à-vent sont à leur repos, les enfants doivent toujours se tenir à une certaine distance de la grande croix échelonnée et à voiles qui les fait mouvoir, parce que sans sortir de l'intérieur, le meunier peut la mettre en mouvement et faire tout aller, et ainsi sans y penser, donner lieu à quelque accident très-grave ; comme il est arrivé à l'enfant d'un meunier qui dehors s'amusait à monter d'un échelon à l'autre sur les ailes du moteur, que tout d'un coup le malheureux père ignorant que son enfant y était dessus, mit en mou-

vement, et au premier tour le pauvre petit fut lancé et mourut brisé sur le rocher.

135. Les enfants doivent éviter de s'introduire dans des puits, puisards, égouts, fosses abandonnés ou fermés depuis longtemps, parce que le méphitisme qui existe dans ces lieux pourrait les asphyxier. L'intérieur des celliers ou caves où sont les cuves dans lesquelles il y a une certaine quantité de raisins foulés en fermentation ou qu'on en opère le décuvage, c'est-à-dire quand on tire le vin, est également dangereux pour les enfants, puisqu'il l'est pour les hommes, par les gaz qui s'en dégagent et qui sont asphyxiants; mais surtout qu'ils n'entrent point dans les grandes cuves pour en extraire le marc, parce que leur vie y serait très-exposée. Pour éviter de succomber à des accidents mortels dans ces différents cas, je préviens les enfants, qu'ils ne doivent jamais pénétrer ni demeurer dans des lieux souterrains ou appartements abrités dans lesquels une lampe ou chandelle allumée ne peut brûler et s'éteint. Ainsi toutes les fois qu'ils se trouveront dans un lieu profond ou renfermé où la lumière pâlit et diminue d'intensité, ils doivent se hâter d'en sortir.

136. Lorsqu'en compagnie de leurs parents ou seuls, les enfants vont faire des visites à des personnes atteintes de maladies contagieuses, ce dont ils doivent s'abstenir toujours autant que possible, il leur importe, dans l'intérêt de leur santé, d'éviter d'approcher de trop près ces personnes, de les toucher, de respirer leur haleine, et surtout, de ne point manger des restes d'aliments qu'on leur aurait servi et qu'elles auraient touchés, quelque friands qu'ils puissent être. Étant dans la chambre de ces malades comme dans les hôpitaux, et partout où il existe des miasmes, c'est-à-dire que l'air est impur, les enfants doivent cracher souvent et ne

point avaler leur salive. C'est au moyen de ces petites précautions préservatrices qu'ils seront moins exposés aux atteintes du mal. La coqueluche étant quelquefois contagieuse, les enfants sains doivent s'interdire toute fréquentation avec ceux qui sont infectés de cette maladie.

CHAPITRE XXI.

BONS EFFETS DE LA TRANQUILLITÉ PUBLIQUE ET GÉNÉRALE SUR LA SANTÉ DES POPULATIONS.

137. Une chose qui contribue plus qu'on ne le croit à conserver la santé, à rendre la vie heureuse et à en prolonger la durée, et que par ces motifs, il importe de faire connaître aux enfants, c'est le règne constant de la paix et de l'union dans le pays qu'on habite; la preuve en est, que dès que les passions politiques s'agitent, que des désordres civils se manifestent et que des insurrections éclatent, la crainte et la peur que ces calamités font naître affectent profondément tous les honnêtes gens; de là, les maladies, et des décès sous différentes formes. Afin d'éviter à l'avenir de tels maux, qui sont pour la société le plus grand des malheurs, les enfants dès que leur intelligence leur permet d'en concevoir l'horreur et d'en mesurer le danger, doivent ne donner place dans leur esprit qu'à des idées d'ordre, de paix et d'amour de Dieu, faisant en sorte d'y persévérer durant toute leur vie. Avec ces sentiments, ils pourront jouir longtemps de cette félicité prospère qu'à procurée à la France l'Empereur Napoléon III, ce grand bienfaiteur de l'humanité, qui de son bras puissant a fermé l'abîme des révolutions que l'anarchie avait ouvert pour nous

engloutir. Mais il faut aussi, que les enfants sachent bien, afin qu'ils puissent apprécier à sa juste valeur, le mérite de ce fait mémorable, que le dévoùment sublime de cet homme providentiel, en sauvant la vie aux auteurs de leurs jours, leur a en même temps conservé intacts, les biens et les héritages de leurs ascendants, que des mains rapaces et des cœurs sans pitié étaient prêts à leur enlever. En reconnaissance de ces bienfaits, hommes et enfants, nous devons tous à ce Prince, qui réunit en lui seul, la sagesse et la gloire de Salomon, le courage et l'intelligence de Jules César, la bonté des Titus, des Trajan, et la popularité de Henri IV, des vœux et des prières à Dieu, à ce qu'il lui plaise lui continuer sa toute-puissante protection, et le conserver régnant, bien des années encore, à l'amour et au besoin du peuple français. auquel il donne sans cesse des preuves si éclatantes de son inépuisable bonté. Priez donc pour lui enfants ! vous dont les vœux sont plus favorablement exaucés du Seigneur, parce qu'ils partent de cœurs innocents et purs. Priez pour son auguste épouse, ce parfait modèle de toutes les vertus ; elle qui a tant d'affection, de bonté et de sollicitude pour les enfants du peuple ! Et n'oubliez pas de prier aussi pour le Prince Impérial, sur lequel repose la sécurité de notre avenir, et qui est destiné à régner plus tard sur vous, pour faire votre bonheur, comme il fait maintenant la joie de nos espérances.

RAYNAUD.

SOMMAIRE

DES CHAPITRES ET ARTICLES CONTENUS DANS CE LIVRE.

CHAPITRE III.

CHAPITRE IV.

CHAPITRE V.

CHAPITRE VI.

CHAPITRE VIII.

UTILITÉ DES BAINS ET DANGERS AUXQUELS LES EAUX EXPOSENT LES ENFANTS.

CHAPITRE IX.

CHAPITRE X.

CHAPITRE XI.

CHAPITRE XII.

CHAPITRE XIII.

CHAPITRE XIV.

CHAPITRE XV.

CHAPITRE XVI.

CHAPITRE XVII.

CHAPITRE XVIII.

CHAPITRE XIX.

CHAPITRE XX.

CHAPITRE XXI.

FIN DU SOMMAIRE DES CHAPITRES.

Avignon, typ. Jacquet, rue Ste-Marc, 22.

www.ingramcontent.com/pod-product-compliance
Ingram Content Group UK Ltd.
Pitfield, Milton Keynes, MK11 3LW, UK
UKHW020943180726
13838UKWH00003B/1089